Firas Maalej
Amal Samet
Meriam Triki

Nódulos da tiroide

Firas Maalej
Amal Samet
Meriam Triki

Nódulos da tiroide

Correlação cito-histológica

ScienciaScripts

Imprint
Any brand names and product names mentioned in this book are subject to trademark, brand or patent protection and are trademarks or registered trademarks of their respective holders. The use of brand names, product names, common names, trade names, product descriptions etc. even without a particular marking in this work is in no way to be construed to mean that such names may be regarded as unrestricted in respect of trademark and brand protection legislation and could thus be used by anyone.

Cover image: www.ingimage.com

This book is a translation from the original published under ISBN 978-620-6-72044-7.

Publisher:
Sciencia Scripts
is a trademark of
Dodo Books Indian Ocean Ltd. and OmniScriptum S.R.L publishing group

120 High Road, East Finchley, London, N2 9ED, United Kingdom
Str. Armeneasca 28/1, office 1, Chisinau MD-2012, Republic of Moldova, Europe
Printed at: see last page
ISBN: 978-620-8-04208-0

PLANO

INTRODUÇÃO

Um nódulo da tiroide é um aumento localizado do tecido da tiroide. É clinicamente palpável em 5 a 7% da população adulta e histologicamente presente em 50%, de acordo com dados de autópsia [1]. Estes nódulos são geralmente benignos, mas os nódulos clinicamente palpáveis podem representar cancro da tiroide em cerca de 4% a 6,5% dos casos [2]. A distinção entre nódulos benignos e malignos sempre constituiu o principal problema para os clínicos. Até à data, não existem argumentos clínicos, biológicos ou radiológicos que permitam fazer uma distinção formal entre nódulos benignos e malignos. Assim, o tratamento dos nódulos da tiroide passa essencialmente pela avaliação do potencial de malignidade e deve ser multidisciplinar, envolvendo endocrinologistas, patologistas, radiologistas, isotopistas e cirurgiões otorrinolaringologistas. Neste contexto, têm vindo a ser desenvolvidas estratégias de diagnóstico, baseadas na análise de vários factores: dados da entrevista e do exame clínico e resultados de investigações paraclínicas, de forma a operar apenas os nódulos suspeitos. No âmbito destas diferentes estratégias de diagnóstico, a punção aspirativa por agulha fina (PAAF) ocupa hoje um lugar próprio, a par da cintigrafia e da ecografia. A PAAF é uma técnica rápida, simples, pouco dispendiosa, não invasiva e fiável para identificar nódulos da tiroide malignos ou suspeitos de serem malignos, evitando a cirurgia sistemática desnecessária numa elevada percentagem de casos e proporcionando um elevado nível de segurança na seleção dos doentes para cirurgia. Estudos recentes demonstraram a superioridade da CPAF em relação a outros métodos de diagnóstico e destacaram a sua capacidade de diferenciar lesões coloidais ou macrovasculares, frequentes mas benignas, de lesões suspeitas de malignidade, cuja natureza exacta só pode ser confirmada por estudo histológico [2]. Em 1995, graças ao desenvolvimento do método e à experiência dos citopatologistas e dos médicos de amostragem, a Agence Nationale pour le Développement et de l'Evaluation Médicale (ANDEM) confirmou o papel da citopunctura da tiroide no tratamento dos nódulos da tiroide [3].

1 ASPIRAÇÃO COM AGULHA FINA (FNA)

1.1 História

A técnica de CPAF de um nódulo da tiroide é muito antiga, tendo sido descrita já em 1930 por Martin e Ellis [4], na altura utilizando agulhas de grandes dimensões. Posteriormente, Silverman [5] introduziu a técnica Tru-Cut, utilizando agulhas de biópsia de tecido. Nenhuma destas técnicas foi amplamente utilizada devido ao receio de disseminação do processo maligno durante a punção, ao elevado número de falsos negativos e às complicações frequentemente graves. Na década de 1950, os investigadores escandinavos, nomeadamente Esselstyn e Cryle [6], familiarizaram-se com a aspiração por agulha fina e esta técnica tornou-se o método de diagnóstico de referência para os autores anglo-saxónicos. A partir de 1995, esta técnica passou a ser cada vez mais utilizada, sob o impulso de autores como Bonneau e Zajdela, em 1964, que ajudaram a estabelecer sua superioridade sobre outros métodos diagnósticos na investigação de nódulos tireoidianos [7,8]. Em 1995, a ANDEM confirmou o papel da citopunção tireoidiana no manejo dos nódulos tireoidianos ao publicar suas recomendações [3].

Graças ao desenvolvimento do método e à experiência dos citologistas e dos amostradores, a CPAF está agora definitivamente a pôr de lado a biópsia por punção da tiroide realizada com trocartes de grande calibre. A CPAF é reconhecida como um método fiável, barato e não invasivo de estudo dos nódulos da tiroide, de qualidade superior à da punção-biópsia, permitindo assim uma melhor seleção dos doentes para cirurgia [9].

1.2 Técnica

1.2.1 Posição do doente

O doente está deitado em decúbito dorsal, com o pescoço hiperextendido e um bloco sob os ombros; esta posição assegura uma melhor exposição da tiroide e a acessibilidade a ambos os pólos. A anestesia local é geralmente desnecessária, uma vez que a punção é praticamente indolor.

1.2.2 Técnica eco-guiada

A orientação por ultra-sons é efectuada com uma sonda de ultra-sons de diagnóstico linear ou uma sonda vascular micro-convexa (6 a 8 mhz). A técnica atualmente utilizada é a punção à mão livre sem guia, verificando o operador se a agulha (que não está ligada à sonda) foi corretamente introduzida no parênquima tiroideu. A sonda deve ser esterilizada após desinfeção do pescoço e o agente de contacto deve ser preferencialmente água esterilizada, pois qualquer vestígio de gel que possa ser arrastado pela agulha com a amostra pode torná-la ilegível após a coloração. Atualmente, a maioria das equipas utiliza a CPAF com um calibre de agulha que varia entre 23 e 27 Gauges [10].

1.2.3 técnica de amostragem

A técnica de referência atual é a técnica capilar não aspirada, descrita pela primeira vez em França por Zajdela em 1987 [11], e recomendada nas diretrizes mais recentes [12]. O amostrador aplica pequenas rotações axiais e movimentos de vai-e-vem em vários eixos durante alguns segundos, verificando continuamente se a "ponta-eco" permanece no nódulo: é a chamada citopunção radial. Estes movimentos são mantidos até que uma serosa se eleve na ponta da agulha; são obtidas uma ou duas lâminas em cada passagem e são efectuadas 2 a 3 punções ao nível de cada nódulo.

Podem ser utilizadas agulhas de maior calibre para a evacuação lenta de nódulos predominantemente líquidos, através da aspiração com uma seringa acoplada à agulha. No final da citopunctura, o local de colheita deve ser comprimido. para evitar a formação de hematomas.

1.2.4Espalhamento

O produto da punção da tiroide é depositado e espalhado em 2 ou 3 lâminas secas e, em seguida, o amostrador espalha-o, o que deve ser feito com muito cuidado para evitar esmagar as células, respeitando a sua disposição. Devem ser utilizadas, pelo menos, 6 lâminas; o nome do doente e o número de identificação do nódulo devem ser escritos na face fosca da lâmina para evitar possíveis erros. A escolha da técnica citológica é da responsabilidade do citopatologista; a coloração mais frequentemente utilizada é a hematoxilina e eosina, que proporciona um bom equilíbrio entre a legibilidade da lâmina, o custo, a rapidez de execução e uma visão global da morfologia e da estrutura celular [13]. No caso de amostras fluidas, a inclusão em parafina do pellet de células permite a realização de técnicas imunohistoquímicas adicionais, de acordo com os métodos desenvolvidos para o tecido incluído em parafina; as técnicas imunohistoquímicas podem também ser realizadas em amostras de disseminação de células armazenadas a -20°C ou de disseminação em monocamada. Finalmente, certos dados (clínicos, biológicos, ecográficos) devem ser especificados no formulário de pedido que acompanha o produto da citopunctura da tiroide ao laboratório para garantir uma interpretação citopatológica fiável [14] (Quadro I).

Quadro I: Informações a fornecer sobre a citofunção

Informações clínicas, biológicas ou ecográficas essenciais, ou útil para uma interpretação citológica fiável	
Informações essenciais Localização do(s) nódulo(s) Tamanho do(s) nódulo(s) Contexto de hipotiroidismo, tiroidite autoimune ou doença de Basedow Presença de anticorpos antitiroideus Tratamento anterior com iodo radioativo Irradiação cervical prévia História pessoal de cancro	Informações úteis Resultados de qualquer citopunctura anterior Tratamento concomitante com hormonas da tiroide níveis de TSH Resultados da ecografia da tiroide

1.2.5 Precauções

A CPAF é um procedimento inofensivo para o qual existem poucas contra-indicações, essencialmente distúrbios hemostáticos importantes. Pode ser efectuada em doentes que tomam ácido acetossalicílico (AAS) sem aumentar o risco de hemorragia. O risco de hemorragia é reduzido até uma dose diária de 100 mg de AAS, e os doentes que recebem doses mais elevadas devem suspender o tratamento durante 10 dias antes do procedimento [15]. Em pacientes em uso de AVKs (Coumadin, Fenprocoumona), recomenda-se que as doses sejam ajustadas até INR =< 1,5 com revezamento com heparina. Para os doentes que tomam agentes antiplaquetários (Clopidogrel, Ticlopidina), o tratamento deve ser efectuado mais de 24 horas antes da operação. No caso dos anticoagulantes orais, o tratamento deve ser interrompido 48 horas antes da operação para o Dabigatran (72 horas se a função renal estiver comprometida e até 94 horas sem bypass se houver insuficiência renal terminal), 24 horas para o Rivaroxaban e 24 a 48 horas para o Apixaban.

1.3 Critérios de validade

O número de amostras: São geralmente recomendadas 3 punções diferentes para cada nódulo [16]. O número de lâminas de células por lâmina: os autores consideram que deve haver pelo menos 06 lâminas de células (cada uma contendo pelo menos 10 células foliculares bem visualizadas: bem coradas, bem fixadas e não distorcidas) em pelo menos 02 lâminas de diferentes punções para que uma amostra seja considerada benigna [17]. Neste contexto, as punções que não fornecem material suficiente são consideradas não interpretáveis ou em branco, o que constitui uma indicação para repetir a citopunção. Em metade dos casos, obtém-se material suficiente a partir da segunda amostra, mas em alguns casos, apesar da colheita de várias amostras, pode obter-se material insuficiente, especialmente se estiver presente uma lesão quística ou esclerótica. A punção não deve ser hemorrágica: a ausência total de glóbulos vermelhos é muito difícil na prática; não existe um valor reconhecido na literatura. de glóbulos vermelhos acima do qual a lâmina é considerada não interpretável, mas reconhece-se que uma punção hemorrágica deve ser repetida à distância.

1.4 Indicações

Nos últimos anos, foram publicadas várias recomendações na Europa e nos Estados Unidos especificando as indicações para a CPAF no caso de um nódulo da tiroide [18, 19, 20]. Essas recomendações são baseadas na estratificação do risco de malignidade clínica e ultra-sonográfica. Neste contexto, em 2017, a European Thyroid Association (ETA) propôs um algoritmo que especifica as indicações para CPAF de acordo com os dados de ultrassom, a classificação EU-TIRADS e o tamanho do nódulo (Figura 1); assim, a citopunção é indicada para [21]:

• Nódulos > 10 mm de tamanho e classificados como EU-TIRADS 5

• Nódulos > 15 mm de tamanho e classificados como EU-TIRADS 4 ou 5

• Nódulos > 20 mm de tamanho e classificados como EU-TIRADS 3 a 5

• Nódulos > 20 mm de tamanho e classificados como EU-TIRADS 2 se forem compressivos

• Os nódulos com um tamanho inferior a 10 mm e classificados como EU-TIRADS 5 podem ser puncionados ou monitorizados de perto.

• Presença de gânglios linfáticos suspeitos

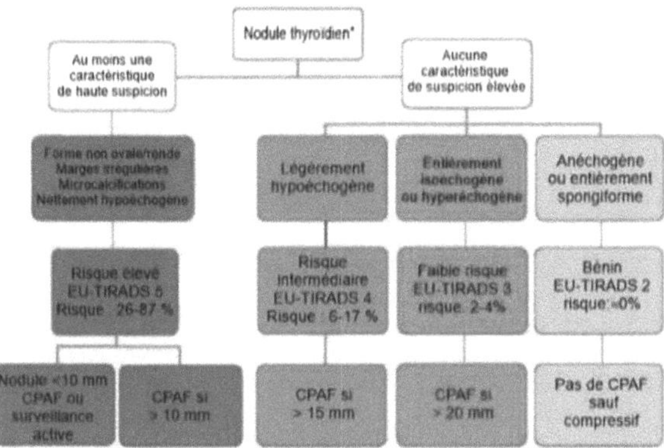

Figura 1: Algoritmo EU-TIRADS para a estratificação do risco de malignidade e a indicação para a citopunção do nódulo da tiroide [21].

Nas suas últimas recomendações (2015) [19], a American Thyroid Association (ATA) propõe uma estratégia de avaliação dos nódulos da tiroide baseada, por um lado, nos níveis de suspeição ecográfica de malignidade e, por outro, no tamanho do nódulo (Quadro II).

Tabela II: Indicações para CPAF de acordo com as recomendações da ATA de 2015 [19].

Nível de suspeita de malignidade	Caraterísticas dos ultra-sons	Risco estimado de malignidade	CPAF/limiar de dimensão (maior dimensão)
Suspeita elevada	Nódulo sólido hiperecóico ou componente sólido hipoecóico de um nódulo parcialmente quístico com uma ou mais das seguintes caraterísticas: limites irregulares (infiltrativo, microlobulado), microcalcificações, forma mais espessa do que larga, calcificações anulares. com um componente tecidular, extensão extra-tiroideia comprovada	70-90 %	Recomendado se o tamanho de nódulo ≥ 01 cm
Suspeita intermédia	Nódulo sólido hipoecóico com margens regulares sem microcalcificações/extensões extra-tiroideas/forma mais espessa do que o normal grande	10-20 %	Recomendado se o tamanho de nódulo ≥ 01 cm
Baixa suspeita	Nódulo sólido isoecóico ou hiperecóico, ou nódulo parcialmente quístico com áreas sólidas excêntricas sem microcalcificações/margens irregulares/extensão extra-tiroideia/forma mais espessa do que o normal. grande	5-10 %	Recomendado se o tamanho do nódulo ≥ 1,5 cm
Suspeita muito baixa	Nódulos espongiformes ou parcialmente espongiformes sem qualquer das caraterísticas ultra-sonográficas descritas nos perfis de suspeição baixa/intermédia/alta	< 3 %	Recomendado se o tamanho do nódulo for ≥ 02 cm, a observação sem CPAF também é uma opção razoável
Nódulos benignos	Nódulos puramente quísticos (sem componente sólido)	< 1 %	Sem CPAF (pode ser considerada a aspiração do quisto para drenagem sintomática, ou cosméticos)

A ATA afirma, na sua última publicação de 2022, que a decisão de realizar a CPAF deve basear-se na estratificação de risco individual com referência à história do doente e aos dados clínicos e ecográficos. Os nódulos com menos de 1 cm devem ser puncionados se existir mais do que uma caraterística ecográfica de malignidade, linfadenopatia cervical ou uma história de alto risco; caso contrário, os nódulos sólidos com mais de 1 cm e apenas uma caraterística ecográfica de malignidade devem ser puncionados [9] (Tabela III).

Tabela III: Indicações para CPAF de acordo com as recomendações da ATA 2022 [9].

Caraterísticas clínicas e/ou ecografia do nódulo da tiroide	Limiar de dimensão recomendado para CPAF	
Historial de risco elevado		
Nódulo com caraterísticas exame ecográfico de suspeita de malignidade	> 5mm	Recomendação A
Nódulo sem caraterísticas ecográficas suspeita de malignidade	> 5mm	Recomendação I
Gânglios linfáticos cervicais anormais	Todos	Recomendação A
Microcalcificações no nódulo	>= 1 cm	Recomendação B
Nódulo sólido		
Hipoecóico	>= 1 cm	Recomendação B
Iso ou hiperecóico	>= 1-1,5 cm Recomendação C	
Nódulo misto cístico-sólido		
Com qualquer caraterística de investigação ecográfica de suspeita de malignidade	>= 1,5-2 cm Recomendação B	
Sem caraterísticas de ultrassom de suspeita de malignidade	>= 2 cm	Recomendação C
	>= 2 cm	Recomendação C
Nódulo espongiforme	(monitorização por ultra-sons sem	
	a punção pode ser uma alternativa	
	aceitável	
Nódulo puramente cístico	CPAF não indicada (exceto para drenagem sintomática ou cosmética) Recomendação E	

Explicação das recomendações : A, recomendação forte com base em provas sólidas; B, recomendação com base em provas razoáveis; C, recomendação com base na opinião de peritos; E, recomendação não recomendada com base em provas razoáveis; I, recomendação nem a favor nem contra devido à falta de provas. No que diz respeito aos bócios multinodulares, nas suas recomendações de 2015, a ATA recomenda a punção de nódulos >= 01 cm ou maiores que sejam sonograficamente suspeitos e os nódulos maiores, >= 02 cm, independentemente das suas caraterísticas ecográficas.

1.5 Benefícios

A CPAF guiada por ultra-sons é o método mais útil e fiável para avaliar os nódulos da tiroide [22]. É uma técnica simples, rápida, indolor e reprodutível [23] que pode ser realizada em regime de ambulatório, sem jejum e sem anestesia local. O seu principal objetivo é reduzir a frequência da cirurgia dos nódulos da tiroide [24]. Atualmente, a CPAF é considerada o "gold standard" para a exploração dos nódulos da tiroide [25].

1.6 Efeitos

As complicações maiores da CPAF são extremamente raras [26]; podem ocorrer dores ligeiras que persistem por mais de 24 horas, desconforto vagal ou hematomas, mas estes efeitos secundários não são graves e são espontaneamente reversíveis. Segundo a experiência da equipa de Gharib Hossein e John Goellner, que efectuou mais de 11.000 punções da tiroide durante 12 anos, não se verificaram complicações hemorrágicas importantes, mesmo em doentes que tomavam salicilatos ou anticoagulantes. excisão cirúrgica um dia após a aspiração [27].

Raramente, durante a punção, a traqueia pode ser perfurada ou pode haver lesão do nervo recorrente, o que é reversível. A necrose do nódulo após a citopunção, devido à interrupção da microcirculação, é rara, mas ocorre; pode ser observada especialmente num nódulo maligno e em menos de duas semanas [28].

O risco de disseminação do tumor é extremamente raro com a aspiração por agulha fina, tendo sido registados apenas alguns casos individuais, e a disseminação do tumor está geralmente associada a carcinoma anaplásico altamente maligno [29]. No entanto, pode ocorrer hemorragia intra-glandular, destruição folicular, fibrose, formação de tecido de granulação, atipia nuclear ou celular e alterações capsulares, que são efeitos secundários raros. Por último, um estudo retrospetivo japonês realizado em 1992 sobre 500 citopontos da tiroide revelou um hipertiroidismo transitório pós-punção (entre 2 a 20 dias) em 5 casos. A explicação para este hipertiroidismo não é conhecida, mas vários autores sugerem a ocorrência de fenómenos inflamatórios pós-punção que levam à libertação de hormonas tiroideias.

1.7 Limites

As duas principais desvantagens da CPAF são a citologia falso-negativa e a não deteção de microcarcinomas, quer devido a uma interpretação incorrecta ou, mais frequentemente, a uma amostragem inadequada [30, 31]. Embora a CPAF possa estabelecer um diagnóstico de carcinoma papilar com base principalmente nas caraterísticas citológicas [32], é considerada ininterpretável em 10 a 20% dos casos, que correspondem geralmente a lesões quísticas e a uma amostragem inadequada, ou simplesmente "suspeita" em 9 a 38% dos casos e diz respeito principalmente a tumores vesiculares (oncocíticos) e a tumores microvesiculares cuja natureza maligna não pode ser determinada pela citologia [33, 34, 35].

A CPAF também não é capaz de distinguir entre adenoma e carcinoma vesicular, uma vez que a análise da invasão vascular e capsular da glândula tiroide requer um exame histológico completo [32].

1.8 Resultado : Exame citológico

O sistema Bethesda para notificação de citopatologia da tiroide estabelece um sistema de notificação padronizado com um número limitado de categorias de diagnóstico para CPAF. Utilizando esta classificação, os citopatologistas podem comunicar as suas interpretações ao clínico em termos sucintos, não ambíguos e clinicamente úteis [36, 37].

A classificação de Bethesda é amplamente adoptada na União Europeia e em muitas partes do mundo e é aprovada e recomendada pela ATA [38]. Este sistema melhora a comunicação e fornece um modelo uniforme para a partilha de dados entre investigadores. No entanto, desde a sua aceitação na prática clínica, surgiram questões sobre a utilização adequada das categorias de diagnóstico, os riscos associados de malignidade e o tratamento adequado. São efectuadas revisões e, atualmente, é feita referência à revisão de 2017, inspirada por novos dados e novos desenvolvimentos no domínio da patologia da tiroide. Foram revistas as orientações para a gestão de doentes com nódulos da tiroide, como a introdução de testes moleculares para complementar o exame citopatológico e a reclassificação da variante folicular não invasiva do carcinoma papilar da tiroide como "nódulo da tiroide". NIFT-P. Assim, os resultados da citologia da tiroide fornecem seis categorias de diagnóstico principais:

1.8.1 Classificação de Bethesda (Apêndice III)

1.8.1.1 Bethesda I: Categoria "não diagnóstico" (ND) ou "insatisfatório" (UNS)

Esta categoria inclui amostras citológicas insatisfatórias para as quais não é possível obter um parecer citológico. Uma amostra é considerada satisfatória para avaliação se contiver pelo menos 06 grupos de células foliculares bem visualizadas (bem fixadas, bem coradas e sem distorções), sendo que cada grupo deve ser composto por pelo menos 10 células. Tendo em conta que a grande maioria dos nódulos ND/UNS se revelam benignos, a redução do número de células foliculares necessárias para o diagnóstico pouparia muitos doentes a repetições de CPAF e reduziria significativamente os achados de ND/UNS sem impacto significativo na taxa de falsos negativos [39, 40].Neste contexto, a versão de 2017 do sistema Bethesda traz várias vantagens, excepções ao requisito de contagem de células foliculares:

• Qualquer amostra que contenha coloide abundante é adequada para avaliação, mesmo que não sejam identificados 06 grupos de células foliculares; uma amostra pouco celular com coloide abundante é implicitamente um nódulo predominantemente macrofolicular e, por conseguinte, certamente benigno.

• Sempre que se possa fazer um diagnóstico específico (por exemplo, tiroidite linfocítica), desde que não haja atipias celulares significativas, a amostra é considerada adequada para avaliação.

As amostras que consistem apenas em conteúdo cístico (macrófagos) são consideradas ND/UNS; o seu significado e valor clínico dependem em grande parte da correlação com a ecografia. As citologias classificadas nesta categoria variam de 1,8% a 23,6%, dependendo da série na literatura [91], mas devem ser idealmente limitadas a 10% dos casos. A repetição da punção com orientação ultra-sonográfica é recomendada para nódulos classificados como ND/UNS após 03 meses [41]; é diagnóstica na maioria dos casos, mas alguns nódulos persistem como ND/UNS, caso em que a remoção cirúrgica é prevista.

1.8.1.2 Bethesda II: categoria "benigna" (Figura 2)

Esta segunda categoria do sistema Bethesda agrupa as citologias benignas e é encontrada em 60% das citologias da tiroide. [Esta categoria é caracterizada por quantidades variáveis de coloide, células foliculares (ou vesiculares) de aparência benigna, células oncocíticas (hurthle) e macrófagos. Esta categoria inclui:

• Todas as tiroidites (na maioria das vezes, tiroidite linfocítica ou de Hashimoto) são interpretadas como benignas.

• As lesões benignas com caraterísticas citológicas semelhantes são classificadas histologicamente como bócio nodular, nódulos coloides, nódulos hiperplásicos, adenomas vesiculares e nódulos na doença de Graves. O estudo citológico não permite a diferenciação entre estas entidades e a histologia, mas tal não altera o tratamento, que é conservador.

Os nódulos vesiculares benignos têm os seguintes critérios de diagnóstico: amostra escassamente a moderadamente celular, células frequentemente dispostas regularmente em retalhos monoestratificados, núcleos basófilos pequenos (de tamanho hematoide), substância coloidal mais ou menos abundante de consistência variável, poucas microvesículas, histiócitos frequentemente presentes e muitas vezes pigmentados e/ou fibroblastos, células inflamatórias se houver tiroidite. Recomenda-se a monitorização do nódulo ao longo de um período de 3 a 5 anos, com um primeiro exame ecográfico de 6 a 18 meses; se o nódulo tiver sofrido poucas ou nenhumas alterações, a monitorização deve continuar neste período. Não é recomendada uma segunda punção, exceto se houver alterações radiológicas significativas. Se o nódulo aumentar de tamanho ou se surgirem caraterísticas ecográficas suspeitas de malignidade, é considerada a remoção cirúrgica do nódulo.

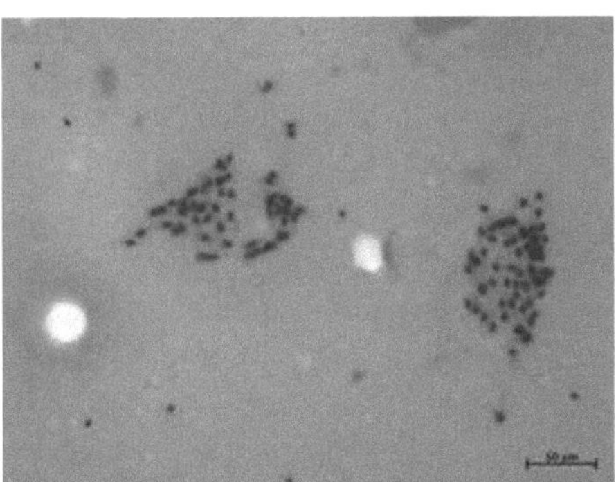

Figura 1: citologia benigna (HEX200)

1.8.1.3 Bethesda III: Categoria "lesão folicular de significado indeterminado" ou "atipia de significado indeterminado" (FSU/FLUS) (Figura 3).

Esta categoria inclui citologias da tiroide que contêm células com atipias arquitecturais e/ou nucleares. Estas atipias são insuficientes para serem classificadas como "malignas" ou "benignas". Uma parte é "suspeita de malignidade" e a outra parte é suficientemente grande para ser classificada como "maligna". "benigna". A última versão de Bethesda, de 2017, recomenda a subclassificação da atipia, mesmo que isso não afecte o tratamento do doente:
i. Atipia citológica: pode assumir várias formas: alterações nucleares focais, atipia nuclear ligeira mas generalizada, revestimento epitelial quístico atípico ou células "histiocitóides" [43, 44].

ii. Atipia arquitetural: trata-se frequentemente de uma amostra pouco celular, mas composta principalmente por microfolículos.

iii. Atipia citológica e arquitetónica: atipia citológica e atipias arquitectónicas.

iv. Células oncocíticas (Hurthle) AUS/FLUS: trata-se frequentemente de uma amostra pouco celular composta exclusivamente por células de Hurthle ou predominantemente por células de Hurthle se o contexto clínico sugerir fortemente um nódulo benigno de células de Hurthle (tiroidite linfocítica ou um GMN).
v. Atipia de tipo não específico (NOS).

Esta categoria requer repetição da CPAF guiada por ultrassom dentro de 3 a 6 meses e, se o diagnóstico de AUS/FLUS persistir, a excisão cirúrgica é recomendada (tabela IV).A taxa de citologia classificada como III AUS/FLUS varia entre 1% e 18%, dependendo das séries na literatura. Esta categoria deve ser considerada como uma categoria de último recurso. De facto, o sistema Bethesda recomenda que se faça um esforço para limitar a sua utilização a cerca de 7% de todos os resultados de CPAF. Isto está a revelar-se um desafio difícil para muitos laboratórios, e um limite mais realista seria de 10% [98, 99].

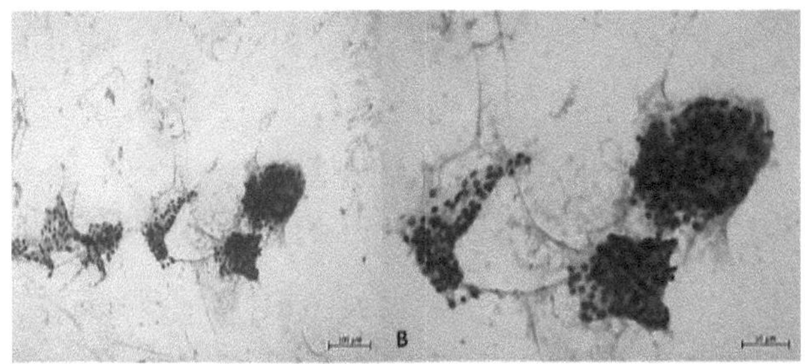

Figura 3: Bethesda III: citologia a favor de uma lesão folicular de significado indeterminado A(HEx100); B(HEx200)

1.8.1.4 Bethesda IV: Neoplasia folicular ou suspeita de neoplasia folicular (FN e SFN) (Figura 4)

Alguns laboratórios preferem o SFN porque uma proporção significativa de casos (até 35%) acaba por não ser neoplasia, mas sim proliferações hipertróficas de células foliculares, frequentemente observadas em casos de GMN [45, 46]. O sistema Bethesda 2017 altera a definição e os critérios de diagnóstico para esta categoria à luz do NIFT-P. Inicialmente, os casos que apresentavam as caraterísticas nucleares do carcinoma papilar da tiroide eram excluídos desta categoria. Na nova versão de 2017, os casos com arquitetura folicular ou vesicular com alterações nucleares ligeiras (aumento do tamanho nuclear, irregularidade do contorno nuclear e/ou compensação da cromatina) podem ser classificados nesta categoria, desde que estejam ausentes papilas verdadeiras e pseudoinclusões intranucleares [47]. A presença de caraterísticas arquitectónicas sugestivas de uma neoplasia folicular, juntamente com as caraterísticas nucleares citadas acima, levantam a possibilidade de uma variante folicular invasiva do carcinoma papilar (FVPTC) ou da sua contraparte indolente NIFT-P. Na sua meta-análise, Bongiovanni et al [101] encontraram uma ampla gama de percentagens de casos classificados nesta categoria em relação a todos os casos nos diferentes estudos, de 1,2 a 25,3%, com uma média de 10,1%. O tratamento recomendado para a FN/SFN é a excisão cirúrgica, que na maioria das vezes é uma lobectomia.

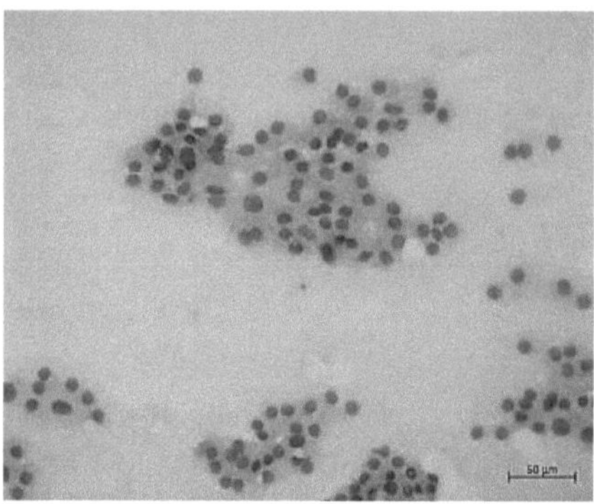

Figura 4: Neoplasia folicular na citologia (HEx200)

1.8.1.5 Bethesda V: Categoria suspeita de malignidade

Esta quinta categoria abrange as citologias que mostram células com anomalias cito-nucleares, mas cuja malignidade não pode ser confirmada, quer porque o número de células é insuficiente, quer porque faltam um ou dois critérios que permitam um diagnóstico formal. Em cada caso, é necessário especificar o tipo de cancro suspeito (carcinoma papilar, carcinoma medular, carcinoma diferenciado, carcinoma anaplásico, linfoma ou metástases). A remoção cirúrgica deve ser o tratamento preferencial [42].

1.8.1.6 Bethesda VI: Categoria "inteligente" (Figura 5)

Esta categoria é utilizada sempre que as caraterísticas citomorfológicas são conclusivas de malignidade. A nova versão de Bethesda de 2017 altera a definição e os critérios para os casos de carcinoma papilar da tiroide para evitar falsos positivos devido ao NIFT-P. Recomenda limitar a utilização da categoria "maligno" aos casos que apresentem caraterísticas "clássicas" do carcinoma papilar da tiroide (papilas verdadeiras, corpos psamomatosos e pseudo-inclusões nucleares) [50,51]. Apesar destas limitações, uma pequena proporção de casos (3 a 4%) diagnosticados como malignos são subsequentemente considerados como NIFT-P no exame histopatológico definitivo. A remoção cirúrgica deve ser o tratamento preferencial (Tabela IV).

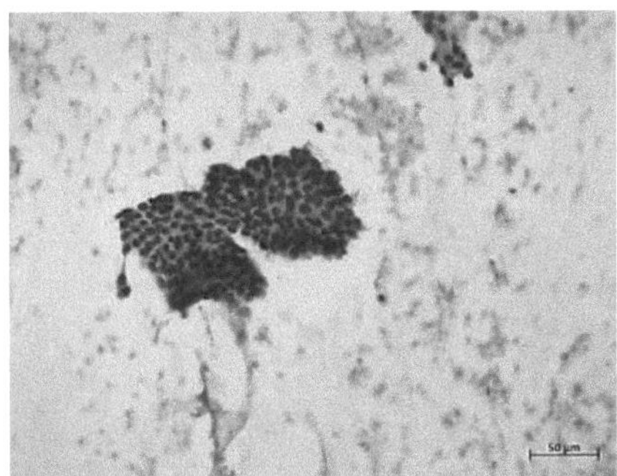

Figura 5: citologia a favor de carcinoma papilar (HEx200)

Quadro IV: Risco de malignidade e medidas a tomar para cada categoria da classificação de Bethesda de 2017

Tableau. Système de Bethesda.		
Catégories cytologiques	Risque de malignité (%)	Conduite à tenir proposée
I - Non diagnostique	1-4	2ᵉ cytoponction échoguidée à 3 mois
II - Bénin	0-3	Surveillance échographique
III - Atypies de signification indéterminée (ASI)/ lésion folliculaire de signification indéterminée (LFSI)	5 -15	2ᵉ cytoponction échoguidée à 3-6 mois
IV - Néoplasme folliculaire (NF) Néoplasme folliculaire à cellules oncocytaires (NFO)	15-30	Chirurgie (lobectomie)
V - Suspect de malignité	60-75	Chirurgie (thyroïdectomie ou lobectomie)
VI - Malin (type de cancer suspecté à préciser)	97-99	Chirurgie (thyroïdectomie)

1.9 Outros métodos associados

1.9.1 Imunocitoquímica

1.9.1.1 Deteção de tiroglobulina

A tiroglobulina é facilmente detectada, mas a sua intensidade varia em função do tipo histológico da lesão: imunorreactividade muito elevada para os carcinomas vesiculares diferenciados e respectivas metástases (95-100%), imunorreactividade mais baixa para os carcinomas microvesiculares, trabeculares ou papilares (61-100%) e imunorreactividade negativa ou fracamente positiva para os carcinomas anaplásicos (15-50%). A sua deteção em lâminas de citologia permite confirmar a natureza tiroideia primária de uma lesão e fazer o diagnóstico diferencial de uma metástase, o que é muito útil no caso de metástases reveladoras sem um tumor tiroideu óbvio e para certos tumores primários de difícil interpretação anatomopatológica [52].

1.9.1.2 Deteção de Calcitonina

A deteção da calcitonina é utilizada para diagnosticar o carcinoma medular da tiroide (CMT) e para o diferenciar dos carcinomas indiferenciados e anaplásicos [53]. Para além do seu valor terapêutico, este diagnóstico é ainda mais importante no caso de formas familiares.

1.9.2 Biologia molecular

No carcinoma vesicular, o rearranjo cromossómico PAX8-PPAR gama é bastante constante. Este rearranjo não é encontrado nos carcinomas papilares. No entanto, é de salientar que 10-30% dos adenomas vesiculares também apresentam estas anomalias genéticas [57].

Estão descritos dois tipos de alterações moleculares para os carcinomas papilares [58]:

• Anomalias epigenéticas: trata-se de sobre-expressões de c-Met e de EGFR [59].

• Anomalias genéticas estruturais: Rearranjos RET/PTC e TRK e mutações BRAF [59, 60].

A mutação Ras é mais frequentemente detectada nas variantes vesiculares do carcinoma papilar do que no carcinoma papilar clássico [59, 63].

1.9.3 Citologia quantitativa: quantificação do ADN

Esta técnica, baseada no estudo quantitativo do ADN nuclear, é realizada em material fresco, não fixado, com excelente material celular ou em citoblasto. Permite determinar o índice de ADN (que é a relação entre o conteúdo de ADN das células estudadas e das células de controlo) e a distribuição das células no ciclo celular, obtendo-se assim histogramas que podem corresponder a diploidia (conteúdo de ADN normal), aneuploidia (conteúdo de ADN anormal) ou poliploidia (conteúdo de ADN aumentado). Os resultados são variáveis e vários autores sugerem que a citologia quantitativa tem um valor diagnóstico limitado [64].

2 EXAME EXTEMPORÂNEO (EE)

O desenvolvimento da citopunctura e a sua recente normalização tiveram um impacto negativo no papel da EE na patologia da tiroide, que deixou de ser o exame predominante na cirurgia da tiroide para passar a ser um exame auxiliar. De facto, a contribuição adicional da EE é questionada pelos cirurgiões, por um lado, e pelos citopatologistas, por outro, que são confrontados com resultados erróneos devido a problemas de orientação, amostras não fixadas, artefactos de congelação e detalhes nucleares pouco visíveis [67]. A EE é um exame altamente específico, com uma especificidade de 100%, mas não muito sensível, com uma sensibilidade entre 50 e 92%. A sensibilidade depende do tipo histológico e é baixa para o carcinoma vesicular (variando de 8 a 36%), uma vez que o exame de toda a cápsula para detetar efração capsular ou invasão vascular não pode ser realizado até ao exame histológico definitivo [68]. A maioria dos autores recomenda a EE apenas em caso de citopunção suspeita ou incerta, para orientar a extensão cirúrgica em casos confirmados como malignos, ou se forem encontradas lesões inesperadas durante a cirurgia [68].

3 ESTUDO ANATOMOPATOLÓGICO

O cancro da tiroide é um dos tumores endócrinos mais frequentes no mundo, representando cerca de 1% de todos os cancros, daí a importância do exame anatomopatológico, que deve ser efectuado de forma sistemática em qualquer peça de excisão cirúrgica, para permitir a distinção definitiva entre uma lesão benigna e uma lesão maligna e para detetar outros nódulos que possam escapar ao exame clínico e às investigações paraclínicas.

Em 2017, a OMS estabeleceu uma nova classificação dos tumores da tiroide que faz correcções aos tumores foliculares (Anexo IV) [31].

3.1 Nódulos benignos da tiroide

3.1.1 Adenoma vesicular (Figura 6)

Esta é a causa mais comum de nódulos da tiroide. Trata-se de um tumor benigno com sinais de diferenciação vesicular e sem invasão capsular ou vascular.

***Aspeto macroscópico:** o nódulo é sólido ou quístico, carnudo ou coloidal, de cor castanha clara. É bem delimitado, frequentemente encapsulado e de tamanho variável (de 1 a 10 cm).

***Aspeto microscópico:**

• A cápsula é fina e regular, bem delimitada e sem sinais de invasão. vascular ou capsular.

• A celularidade é variável, os núcleos são regulares em tamanho e forma, os nucléolos são discretos, o citoplasma é eosinofílico, claro ou anfófilo e o estroma é pequeno, bem vascularizado e pode conter alterações degenerativas.

• Dependendo do tipo de vesícula e do estroma de suporte, existem adenomas microvesiculares, normovesiculares, macrovesiculares e trabeculares.

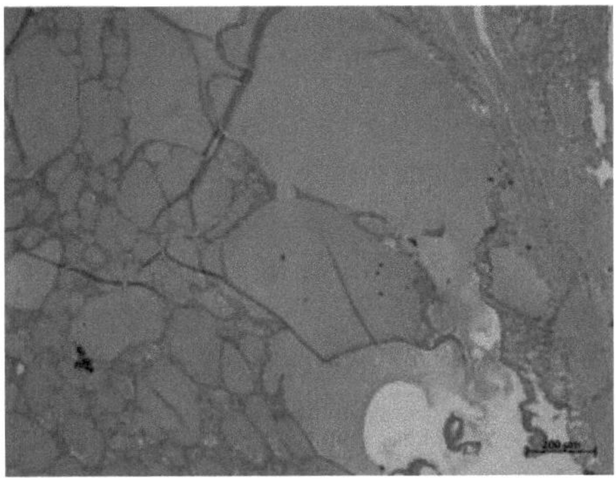

Figura 6: Adenoma vesicular benigno no exame histológico definitivo (HEx 50)

3.1.2 Adenoma oncocítico (Hurthle) [69] (Figura 7)

O adenoma oncocítico é um tumor benigno bastante raro, representando 20% dos casos. tumores benignos da tiroide. Macroscopicamente, o tumor tem frequentemente um tamanho >=2 cm, é solitário, carnudo, de cor castanha clara a mogno, lobulado e rodeado por uma cápsula de espessura variável. Microscopicamente, é constituído por, pelo menos, 75% de células oncocíticas com uma arquitetura frequentemente folicular, mais raramente trabecular. As células oncocíticas são células grandes, nitidamente delineadas, com citoplasma abundante, altamente eosinofílico e granular. Têm um núcleo pleomórfico grande centrado por um nucléolo proeminente. O núcleo é por vezes enrugado ou recortado. Estas atipias são comuns mas não são sinónimo de malignidade.

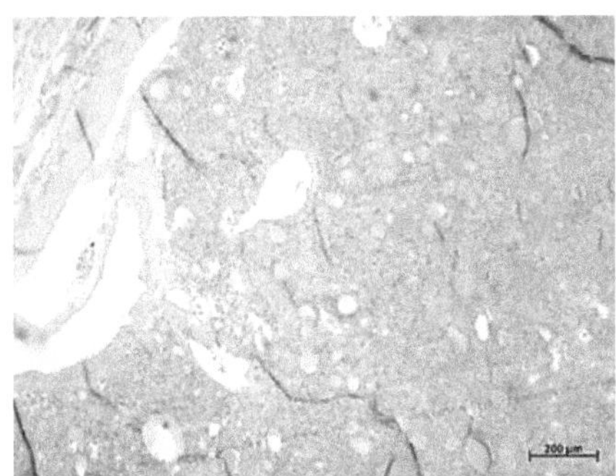

Figura 7: Adenoma oncocítico benigno (HEx50)

3.2 Outros tumores vesiculares da tiroide encapsulados

Esta categoria corresponde a um grupo de tumores vesiculares encapsulados da tiroide de malignidade incerta, dos quais o mais frequente é   (Figura 8)

Tal como recomendado pelo National Cancer Institute em 2012 [70], foi efectuada uma revisão das neoplasias foliculares da tiroide caracterizadas por um baixo risco clínico. Como resultado, foi proposta uma revisão da nomenclatura, a fim de reduzir o tratamento excessivo de determinados nódulos da tiroide e, assim, reduzir as consequências psicológicas e clínicas associadas a um diagnóstico de cancro [70]. Em particular, o carcinoma papilar da tiroide de variante folicular (CPVP) representa 30% dos carcinomas e inclui formas encapsuladas, encapsuladas invasivas e não encapsuladas [71]. Uma reavaliação exaustiva das formas encapsuladas não invasivas e encapsuladas invasivas por peritos internacionais foi concluída em 2016 com a publicação que propôs a introdução do NIFT-P (Neoplasia folicular não invasiva com caraterísticas nucleares do tipo papilar) [72]. Os resultados do estudo mostraram que as formas encapsuladas não invasivas de FVPTC com caraterísticas histológicas específicas têm um comportamento extremamente indolente e nenhum evento adverso em 109 doentes seguidos durante 13 anos. Estes peritos definiram critérios histológicos muito precisos para definir estas lesões:

*Critérios macroscópicos: o nódulo é de tamanho variável (de um a vários centímetros), geralmente de cor bege, de consistência firme, encapsulado e bem circunscrito.

*Critérios microscópicos: de acordo com os critérios histológicos rigorosos de inclusão e exclusão [71], o NIFT-P é um cancro papilar encapsulado ou claramente demarcado com folículos predominantes e as caraterísticas nucleares do carcinoma papilar da tiroide. O primeiro critério importante é, portanto, a demonstração do encapsulamento completo da lesão. A presença de alterações nucleares do tipo papilar deve ser registada de acordo com:

- tamanho e forma (aumento, sobreposição e/ou alongamento dos núcleos),

-irregularidades na membrana nuclear (sulcos com contornos irregulares e/ou pseudo-inclusões)

-Caraterísticas da cromatina (marginação da cromatina na membrana e/ou núcleos vítreos).

Para cada classe destas caraterísticas nucleares, é atribuída uma pontuação de 0 ou 1, o que dá uma pontuação entre 0 e 3. Para o diagnóstico de NIFT-P, é necessário um score nuclear entre 2 e 3. Além disso, de acordo com os critérios de diagnóstico inicialmente propostos [72], o diagnóstico de NIFT-P não pode ser feito se estiver presente qualquer um dos seguintes critérios de exclusão: invasão vascular ou capsular, mais de 1% de papilas, presença de corpos de psamoma, mais de 30% de arquitetura trabecular sólida. No entanto, em 2018, foi proposto um refinamento dos critérios de diagnóstico [73]: o limiar de 1% de papilas foi modificado e, na presença de papilas verdadeiras, a lesão não pode ser considerada como NIFT-P. De facto, foi demonstrado que a presença de papilas (mesmo em menos de 1% das áreas tumorais) está associada a uma maior frequência de mutação BRAFV600E e de ocorrência de gânglios linfáticos metastáticos [74, 75], em comparação com o NIFT-P com ausência total de papilas. Outra alteração é que, no caso de uma pontuação nuclear de 3, que reflecte uma expressão pronunciada das caraterísticas nucleares do carcinoma papilar, é recomendada uma revisão cuidadosa de todo o tumor para excluir a presença de papilas [73]. Estes casos foram considerados benignos, uma vez que os NIFT-P têm um bom prognóstico, independentemente do tamanho do nódulo [76], e podem ser tratados por lobectomia da tiroide, tal como acontece com os doentes com neoplasias benignas da tiroide [77].

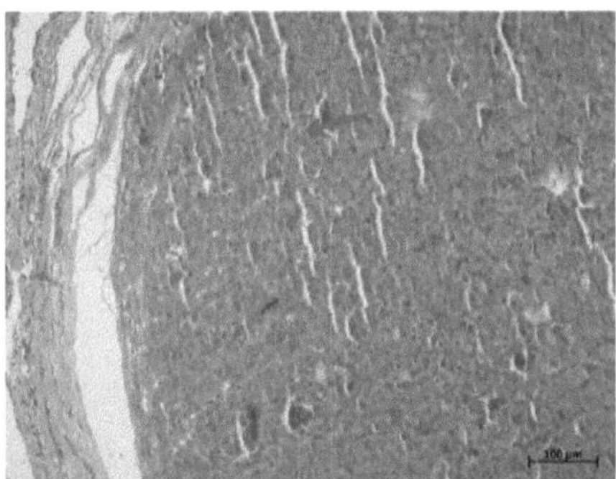

Figura 8: GMN com descoberta de NIFT-P e microcarcinoma papilar de 0,1 cm no exame definitivo (HEx100)

3.3 Nódulos malignos da tiroide

São representados pelos carcinomas da tiroide em 99% dos casos, que se desenvolvem a partir de tireócitos em 90% dos casos e, mais raramente, a partir de células C. Os tumores não carcinomatosos (que não têm origem em células epiteliais) são principalmente linfomas e sarcomas do tecido conjuntivo intervesicular. Existem também tumores secundários ou metástases, que são raros. Vamos detalhar as caraterísticas de certos carcinomas da tiroide encontrados nos nossos resultados.

3.3.1Carcinoma papilar (CP) [78] (Figura 9)

O cancro da próstata da tiroide é um cancro diferenciado de origem folicular e representa cerca de 90% dos carcinomas da tiroide.

***Aspeto macroscópico**: O PC pode ser sólido ou quístico com crescimentos papilares na variante clássica. Os PC sólidos são frequentemente de cor bege e de consistência firme. São frequentemente multifocais, mas podem ser encapsulados ou infiltrar o parênquima tiroideu adjacente.

***Aspeto microscópico**: o CP é formado por

• Papilas ramificadas e complexas com orientação aleatória e vesículas

• As células foliculares têm caraterísticas nucleares patognomónicas: núcleos sobrepostos com cromatina clara e finamente dispersa, dando um aspeto de vidro fosco, inclusões intranucleares eosinofílicas e sulcos nucleares longitudinais que dão um aspeto de grão de café.
• Estroma abundante com fibrose densa que dá um aspeto estrelado. A elastose do estroma é encontrada em 2/3 dos casos [79].
• Os psammomas podem ser encontrados no estroma fibroso do cancro da próstata.

(calcificações arredondadas, em forma de bolha de cebola) em metade dos casos.

• Note-se que, quando a arquitetura vesicular é exclusiva, falamos de CP

arquitetura vesicular.

***Imunohistoquímica:** Os PCs expressam anticorpos específicos: Tg, galectina-3, HBME-1 e TTF-1.

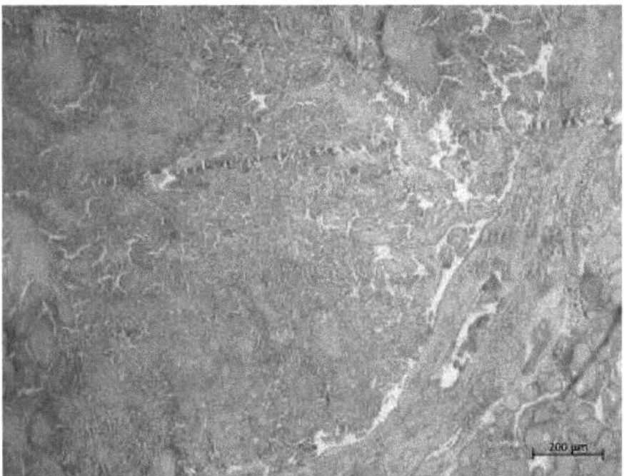

Figura 9: Carcinoma papilar no exame histológico definitivo (HEx50)

3.3.2 Carcinoma vesicular (CV) [80, 81] (Figura 10)

O CV é um carcinoma folicular diferenciado sem núcleos com as caraterísticas do cancro da próstata, com invasão do parênquima tiroideu (forma invasiva não encapsulada) ou invasão capsular e/ou angioinvasão (forma encapsulada).

Os CV são menos linfófilos do que os PC, que dão origem a mais metástases nos gânglios linfáticos, mas dão origem a metástases mais distantes (especialmente ósseas, pulmonares ou hepáticas) através da extensão vascular.

***Aspeto macroscópico:** o CV é frequentemente único, de tamanho variável (de 1 a vários cm), arredondado, de cor bege-rosada, carnudo com algumas alterações quísticas ou hemorrágicas. Está rodeado por uma cápsula espessa e irregular que o distingue de um adenoma.

***Aspeto microscópico:** o nódulo contém vesículas rodeadas por tireócitos com núcleos arredondados e bastante regulares; os seguintes critérios são utilizados para diagnosticar malignidade:

• Rutura capsular completa em botão de camisa

• Invasão vascular de um vaso capsular ou mais, a lâmina de células tumorais no lúmen vascular deve estar coberta por células endoteliais ou associada a um trombo.

O CV coloca por vezes um problema de diagnóstico diferencial com o adenoma vesicular, uma vez que as anomalias nucleares são discretas e incaracterísticas e o derrame capsular é por vezes difícil de detetar.

Por esta razão, o diagnóstico de CV requer uma amostragem completa da cápsula e, frequentemente, vários níveis de secções na mesma amostra quando se suspeita de efração capsular. Esta amostragem só é possível durante o exame anatomopatológico definitivo.

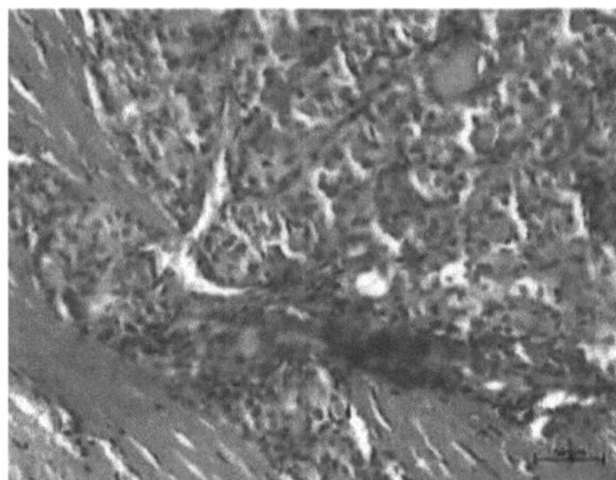

Figura 10: Carcinoma vesicular com invasão capsular mínima (HEx200)

3.3.3 Carcinoma pouco diferenciado

O carcinoma pouco diferenciado é muitas vezes difícil de diagnosticar porque o aspeto histológico é frequentemente polimórfico com um contingente mais diferenciado; inclui cancros insulares com um contingente trabecular e certos cancros papilares com células altas ou cilíndricas e um contingente trabecular; é frequentemente grande com invasão da cápsula da tiroide, metástases nos gânglios linfáticos e metástases à distância, e o seu prognóstico é mais grave.

3.3.4 Carcinoma medular (MC) [82] (Figura 11)

O CM é um tumor raro que se desenvolve nas células C responsáveis pela secreção da calcitonina.

***Aspeto macroscópico:** o nódulo é geralmente esbranquiçado, bem definido, não visível a olho nu, encapsulado e frequentemente localizado na união do terço médio superior.

***Aspeto microscópico:**

• As células tumorais têm um citoplasma granular e núcleos uniformes, redondos ou ovais, com cromatina granular, o que dá o aspeto de "sal e pimenta" caraterístico dos tumores endócrinos.

• O estroma é denso com depósitos de calcitonina amiloide, vascularização proeminente e calcificações.

***Imunohistoquímica:** A CMT apresenta uma imunomarcação positiva para a calcitonina em mais de 80% dos casos.

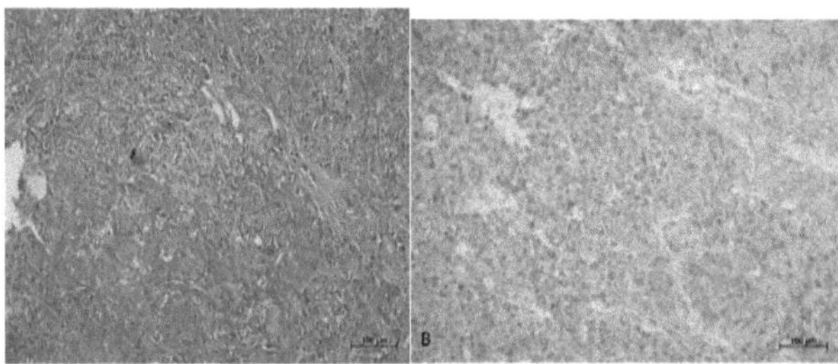

Figura 11: CASO 1: A) aspeto histológico do carcinoma medular (HEx100); B) positivo para calcitonina x100.

3.3.5 Metástases da tiroide

Os tumores primários mais susceptíveis de dar origem a metástases da tiroide são: cancro do pulmão, cancro da mama (Figura 12), cancro do esófago, carcinoma das células renais, melanoma e cancros ginecológicos [83].

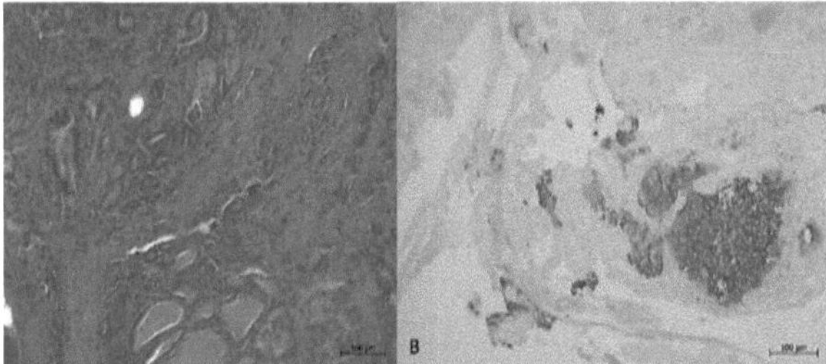

Figura 122: CASO 2: A) Aspeto histológico de uma metástase da tiroide de origem mamária (estrela) notar a presença de vesículas da tiroide adjacentes (seta) (HEx100); B) Her2 positivo a 3+ (x100).

4 CORRELAÇÃO CITO-HISTOLÓGICA

Na literatura, os dados sobre o desempenho da CPAF na exploração de nódulos da tiroide variam de estudo para estudo. A interpretação destes dados é complicada devido à variabilidade das classificações utilizadas e dos métodos empregues nas análises estatísticas, bem como a outros vieses (a natureza heterogénea das amostras estudadas e a ausência de controlo histológico de todos os nódulos puncionados) [84, 85].Bongiovanni et al [86], na sua metanálise publicada em 2012, quando consideraram a categoria III como uma amostra positiva na análise estatística, verificaram que a sensibilidade da CPAF não se alterou muito (de 97% para 97,2%) e o VPP diminuiu ligeiramente (de 55,9% para 46,9%) [86].Uma meta-análise publicada em 2012, na qual Massimo Bongiovanni et al [87] compilaram os resultados de 8 estudos envolvendo 25445 pacientes submetidos a CPAF, 6362 dos quais foram submetidos a cirurgia, os resultados do estudo de correlação cito-histológica deram uma sensibilidade de 97%, uma especificidade de 50,1%, um VPP de 55,9% e um VPL de 96,3%. Um estudo brasileiro foi publicado em 2018 no European Thyroid Journal, no qual Reuters K.B. et al [88] estudaram uma série de 585 pacientes seguidos por nódulos da tiroide no Centro de Doenças da Tiroide de São Paulo, 980 CPAFs foram realizados e 245 pacientes foram submetidos a cirurgia durante um período de 2 anos. A análise da correlação cito-histológica deu uma sensibilidade de 92,1%, uma especificidade de 67,8%, um VPP de 61,4% e um VPN de 93,9%. Um estudo publicado em 2015 e realizado por Hajmanoechehri et al [89] que estudou 101 casos de pacientes com nódulos da tiroide que tinham recebido CPAF e Os resultados da análise da correlação cito-histológica deram uma sensibilidade de 95,2%, uma especificidade de 68,4%, um VPP de 83,3% e um VPN de 89,6%. No mesmo contexto, Muratli et al [90] publicaram em 2014 uma série de 1333 doentes com CPAF, tendo encontrado uma sensibilidade de 87,1%, uma especificidade de 64,6%, um VPP de 76,1% e um VAL de 79,5%. Num estudo publicado em 2020 de 100 doentes com nódulos da tiroide que tinham sido submetidos a CPAF e operados no Instituto de Ciências Médicas de Pondicherry na Índia, Anand B et al [91] encontraram uma sensibilidade de 72,4%, uma especificidade de 94,3%, um VPP de 84% e um VAL de 89,2%.Seiberling et al [92], no seu estudo retrospetivo realizado entre setembro de 2005 e fevereiro de 2007 e que incluiu 203 doentes seguidos por nódulos da tiroide, apresentaram uma sensibilidade de 100%, uma especificidade de 73%, um VPP de 57,1% e um VPN de 100%. (Quadro V)

Tabela V: Sensibilidade, especificidade, VPP e VPN da citologia em diferentes séries

Série	Sensibilidade	Específico	VPP	VPN
Bongiovanni et al [87].	97%	50,1%	55,9%	96,3%
Reuters K.B. et al [88]	92,1%	67,8%	61,4%	93,9%
Hajmanoechehri et al [89].	95,2%	68,4%	83,3%	89,6%
Muratli et al [90]	87,1%	64,6%	76,1%	79,5%
Anand B. et al [91]	72,4%	94,3%	84%	89,2%
Seiberling et al [92]	100%	73%	57,1%	100%

Outros estudos relatam taxas mais elevadas de sensibilidade e especificidade, o que está relacionado com a exclusão de alguns ou todos os casos indeterminados ou suspeitos (ou seja, amostras classificadas como "AUS/FLUS", "FN/SFN" e suspeitas de malignidade) do cálculo estatístico [93, 94], o que leva a uma redução do número de falsos positivos e falsos negativos relatados e, por conseguinte, a um exagero da exatidão da CPAF [95]. O sistema Bethesda deu um contributo crucial para a investigação dos nódulos da tiroide ao classificar os resultados das CPAF em 6 categorias citológicas, levando à normalização da investigação citológica da tiroide. Cada uma destas categorias pode estar associada a um risco implícito de malignidade, resultando numa recomendação para a gestão dos nódulos da tiroide [96].

4. 1 categoria Bethesda I

O risco de malignidade para a categoria "ND/UNS" é difícil de calcular, uma vez que a maioria dos nódulos nesta categoria não é ressecada. Entre os nódulos comunicados como "ND/UNS" e operados, a taxa de malignidade é de 9 a 32%, mas este valor sobrestima os tumores malignos em comparação com a coorte como um todo, uma vez que os nódulos operados são apenas um subconjunto selecionado que tem caraterísticas clínicas e/ou ecográficas preocupantes ou que são repetidamente "ND/UNS"; uma extrapolação razoável do risco de malignidade é de 5 a 10% [40] (Quadro VI). A taxa de malignidade nesta categoria é difícil de avaliar, uma vez que apenas um pequeno subconjunto de nódulos classificados como "ND/UNS" é submetido a ressecção cirúrgica, pelo que existe uma disparidade na taxa de malignidade entre diferentes estudos, variando entre 0% e 63,2% [98, 99]. A CPAF guiada por ultra-sons para nódulos pequenos e nódulos que são heterogéneos à palpação permite a aspiração do local patológico exato, reduzindo assim as citologias nesta categoria; além disso, a experiência do operador desempenha um papel crucial na limitação de amostras nesta categoria [26].

4. 2 Categoria Bethesda II

De acordo com o sistema Bethesda, a categoria "benigno" está associada a um baixo risco de malignidade de 0 a 3% [100]. A taxa de falsos-negativos varia entre 0% e 6,9% (tabela VI). Neste contexto, deve notar-se que a remodelação quística pode ocorrer em lesões neoplásicas na glândula tiroide, dificultando a amostragem da parte sólida do tumor e, por sua vez, não detectando malignidade [102, 103, 104]. Muitos factores podem contribuir para o diagnóstico de falsos negativos: um estudo dos factores que levam ao diagnóstico de falsos negativos mostrou que existe uma correlação positiva entre o tamanho dos nódulos da tiroide e a taxa de casos diagnosticados como falsos negativos [102].

4. 3 Categoria Bethesda III

A taxa de malignidade na categoria III "AUS/FLUS" varia entre 5% e 15% [105], podendo chegar a 50% em algumas séries da literatura [89]. A medição da elasticidade dos nódulos da tiroide utilizando a técnica de elastografia pode ter lugar nestes casos duvidosos, mas são necessários estudos de avaliação prospectivos. A gestão atual inclui agora a utilização de testes moleculares.

4. 4 Categoria Bethesda IV

Para os nódulos classificados como Bethesda IV, a percentagem de malignidade na literatura varia de 5,7 a 37% [89,106] (tabela VI). Estes dois casos de tumores malignos da tiroide eram um carcinoma papilar e um carcinoma medular no estudo histológico definitivo, o que levanta a questão de saber por que razão não foram classificados na categoria V "suspeita de malignidade". De facto, na ausência de estruturas papilares verdadeiras, a diferenciação entre o carcinoma papilar e a neoplasia folicular pode ser difícil porque as alterações nucleares no carcinoma papilar podem ser ligeiras ou focais e também porque as caraterísticas citológicas, como os sulcos nucleares, podem ser observadas noutras lesões, particularmente em esfregaços de poucas células [107]. Schreiner et al [108] verificaram que os nódulos adenomatóides eram a principal causa da fraca correlação cito-histológica nas neoplasias foliculares. A aglutinação e a aglomeração de células foliculares podem ser observadas se a aspiração for efectuada num nódulo hiperplásico da tiroide e se der atipia arquitetónica [104]. Os critérios úteis para diferenciar o bócio nodular do adenoma folicular incluem maior celularidade, celularidade uniforme, aumento nuclear uniforme, aglomerados sinciciais, micro folículos predominantes e coloide esparso [103].

Um outro aspeto a salientar é que, tal como Pandey et al [103] e Yang et al [109], verificámos que a ênfase excessiva na presença de estruturas micro foliculares ou de células aglomeradas em amostras de fraca qualidade pode levar a um diagnóstico falso positivo. Os testes moleculares podem ser utilizados para avaliar melhor o risco de malignidade, em vez de se avançar diretamente para a cirurgia.

4. 5 Categoria Bethesda V

Para a categoria V "suspeita de malignidade", a taxa de malignidade varia de 60 a 100%, de acordo com as diferentes séries da literatura [106, 110]. A presença de casos falsos positivos pode ser explicada pela presença de múltiplas caraterísticas citológicas que podem ser utilizadas para diagnosticar este tipo de carcinoma da tiroide, mas não podemos ter a certeza de que estejam consistentemente disponíveis ou sejam suficientemente específicas [111]. Pandey et al [103] verificaram que a presença focal de algumas destas caraterísticas era a causa do diagnóstico falso positivo do carcinoma papilar da tiroide.

4. 6 Bethesda VI categoria

Para a categoria VI "maligno", a taxa de malignidade varia na literatura entre 97% e 100% [106] (tabela VI).

Tabela VI: Taxas de malignidade por categoria do sistema Bethesda

	A série				
Classificação de Bethesda	Sistema Bethesda [110] (modificado por Ali e Cibas)	Bongiovanni et al [112]	Hajmano-echri et al [89]	Reuters K.B. et al [88]	Assim, Yoan Park et al [106]
I: UNS/ND	1-4 %	16,8%	-	25,7%	9,7%
II: Benim	0-3 %	3,7%	6,9%	6%	2,5%
III: AUS/FLUS	5-15 %	15,9%	50%	12%	37,5%
IV: FN/SFN	15-30 %	26,1%	37%	29,8%	5,7%
V: Suspeito de malignidade	60-75 %	75,2%	81,2%	72,5%	100%
VI: Inteligente	97-99 %	98,6%	100%	97,3%	100%

5 CORRELAÇÃO ENTRE O EXAME EXTEMPORÂNEO E A HISTOLOGIA DEFINITIVA

Historicamente, o exame extemporâneo (EE) tem sido o principal meio de determinar o diagnóstico histológico inicial de um nódulo da tiroide e, por conseguinte, de orientar a estratégia terapêutica. A cirurgia poderia limitar-se a uma hemi-tiroidectomia no caso de um nódulo benigno, ao passo que um diagnóstico maligno no EE indica uma tiroidectomia total combinada com dissecção linfonodal. Desde o advento da CPAF e do seu estabelecimento como a base da investigação pré-operatória dos nódulos da tiroide, o papel da EE tem sido amplamente questionado. A utilização generalizada do sistema Bethesda simplificou consideravelmente o diagnóstico citopatológico e a gestão subsequente dos nódulos da tiroide. No entanto, a citologia por si só não distingue com exatidão os carcinomas dos adenomas benignos, particularmente nas lesões foliculares indeterminadas que o sistema Bethesda agrupou nas categorias III e IV. Estas lesões apresentam um risco particular de sobre ou subtratamento: uma lobectomia inicial para um cancro com mais de 1 cm pode ser considerada um tratamento insuficiente, enquanto uma primeira tiroidectomia total para um nódulo benigno pode ser excessiva de um ponto de vista oncológico [115]. Num estudo retrospetivo de 639 doentes com lesões foliculares indeterminadas, Schneider et al [116] verificaram que 9,3% dos doentes tinham tido um tratamento oncológico inadequado e 19% dos doentes tinham tido uma cirurgia oncológica excessiva. A categoria III revelou-se a mais problemática para os cirurgiões que tiveram dificuldade em determinar a extensão correta da cirurgia inicial, com quase 40% dos doentes a receberem uma cirurgia inicial inadequadamente extensa. Neste contexto, a EE continua a ser considerada por várias equipas como uma ferramenta útil para otimizar a tomada de decisões sobre a extensão inicial da cirurgia para lesões foliculares indeterminadas. Num estudo retrospetivo que comparou a EE e a CPAF, Chang et al [117] mostraram que, em caso de disparidade entre estas duas ferramentas de diagnóstico, a precisão da EE (78,9%) era superior à da CPAF (21,4%). Um EE positivo é particularmente interessante devido às taxas muito baixas de falsos positivos deste teste, atingindo 0% em certas séries [118]. Numerosos estudos demonstraram que a EE tem uma especificidade superior a 90% [119, 120]. A elevada especificidade e a baixa taxa de falsos positivos do EE significam que a tiroidectomia total deve ser efectuada no caso de um resultado positivo do EE. Numa grande série recente, Cotton et al [121] mostraram que, graças à EE, a reoperação foi evitada em 8% dos doentes com lesões da categoria IV e em 2,2% dos doentes com lesões da categoria III. Evitar uma segunda operação ao pescoço, com a morbilidade que isso acarreta, incluindo o risco de lesão do nervo laríngeo inferior, é o principal argumento a favor da realização sistemática da EE, e isto é particularmente verdade para os doentes idosos e frágeis que apresentam um risco anestésico elevado. No entanto, a verdadeira utilidade da EE para lesões foliculares indeterminadas permanece controversa. De facto, certos tipos histológicos, como os carcinomas vesiculares e de células de Hurthle, o NIFT-P e o seu homólogo maligno, o FVPTC, podem ser mal diagnosticados pela EE [122,123]. Ao contrário do carcinoma papilar, a deteção do carcinoma vesicular requer uma análise completa do nódulo da tiroide, a fim de visualizar a invasão capsular ou vascular para fazer o diagnóstico. Neste contexto, a capacidade do EE para orientar a cirurgia é incerta, dada a impossibilidade de obter uma amostra correta da cápsula para avaliar a invasão [123,124].

Uma meta-análise publicada em 2008, analisando séries anteriores à era Bethesda, destacou uma alta taxa de falsos negativos para o EE e, portanto, sua baixa sensibilidade (67%); o papel do EE na orientação da extensão da cirurgia parece, portanto, limitado [125]. Do mesmo modo, os estudos que avaliaram o papel do EE na era pós-Bethesda confirmaram a sensibilidade e o VAL relativamente baixos deste teste. Num estudo retrospetivo de 252 doentes, Guevara et al [126] referiram que a EE tem uma sensibilidade mais baixa do que a CPAF e, por conseguinte, tem um impacto limitado na estratégia cirúrgica. Numa série recente, Mallick et al [15] estudaram 236 doentes submetidos a cirurgia de nódulos da tiroide com EE; em 95% dos casos, o EE não teve qualquer benefício adicional e não alterou o tratamento intra-operatório. Em 11 doentes (4,7%) a extensão inicialmente planeada para a cirurgia da tiroide foi modificada após o diagnóstico feito por EE, mas esta extensão foi corretamente alterada em apenas 5 casos (2,1%). Contrariamente ao questionamento da utilidade da EE no caso de lesões foliculares indeterminadas na orientação do tratamento intra-operatório dos nódulos da tiroide, este exame é útil no caso de lesões classificadas na categoria V, contribuindo para a determinação da intervenção cirúrgica ideal. Num estudo retrospetivo realizado na Universidade de Wisconsin, Haymart et al [127] recolheram dados de doentes submetidos a cirurgia por nódulos da tiroide durante um período de dez anos e estudaram especificamente o papel do EE para o subgrupo de nódulos "suspeitos de malignidade", tendo verificado que o EE conduziu ao procedimento operatório ótimo em 96% dos casos, com VPP de 100% e VPN de 85% (Quadro VII).

Tabela VII: Sensibilidade, especificidade, VPP e VPN da EE de acordo com diferentes séries

Série	Força de trabalho	Sensibilidade	Específico	VPP	VPN
Godey et al [128]	2470	75%	100%	100%	98%
Zhang et al [129]	750	95.50%	100%	100%	
Cerovix et al [130]	675	73%	100%	100%	94%
Mekni et al [131]	1534	67%	99,85%	98%	96,6%
Chao et al [132]	619	82,1%	100%	100%	95,8%

Em suma, nesta era de Bethesda, a contribuição da EE de rotina em casos de lesões foliculares indeterminadas na orientação da estratégia cirúrgica parece ser bastante limitada. Mesmo que um EE positivo seja útil e indique a tiroidectomia, as taxas de falsos negativos permanecem elevadas. Além disso, o ganho potencial de evitar uma cirurgia em duas fases deve ser contrabalançado com o custo da EE sistemática. Neste contexto, não existem argumentos suficientes para recomendar a utilização sistemática da EE para lesões foliculares indeterminadas, devendo a sua utilização ser limitada a casos de citologia classificada como Bethesda V, a doentes idosos e a doentes com risco anestésico para os quais qualquer cirurgia complementar subsequente possa colocar problemas.

CONCLUSÃO

Os nódulos da tiroide são patologias comuns e apresentam um problema clínico comum. O desafio na sua avaliação é encontrar o equilíbrio certo entre o excesso de tratamento e o risco de não se detetar um cancro da tiroide. O tratamento dos nódulos da tiroide deve ser multidisciplinar, envolvendo endocrinologistas, radiologistas, patologistas e cirurgiões otorrinolaringologistas. As estratégias de diagnóstico foram progressivamente desenvolvidas para minimizar a percentagem de nódulos que tinham de ser tratados cirurgicamente, de modo a que apenas os nódulos suspeitos fossem operados. Juntamente com a ecografia cervical, a CPAF é a pedra angular destas estratégias de exploração dos nódulos da tiroide.

REFERÊNCIAS

1. Bomeli SR, LeBeau SO, Ferris RL. Avaliação de um nódulo da tiroide. Otolaryngol Clin North Am. 2010 Apr;43(2):229-38, vii.

2. Popoveniuc G, Jonklaas J. Thyroid nodules. Med Clin North Am. 2012 Mar;96(2):329-49.

3. Agência Nacional de Desenvolvimento da Avaliação Médica (ANDEM). Manejo diagnóstico dos nódulos tireoidianos. Recomendações para a prática clínica. Edições Nobert ttali, Paris, 1997.

4. MARTIN HE, ELLIS EB. Biópsia por punção e aspiração com agulha. Ann. Surg. 1930; 92: 169-181.

5. Lo Gerfo, P. Biópsia da tiroide com agulha grossa. In: Hamburger, J.I. (eds) Diagnostic Methods in Clinical Thyroidology. Springer, Nova Iorque, NY.1989

6. Crile, G., Esselstyn, C. B., & Hawk, W. A. (1979). Needle Biopsy in the Diagnosis of Thyroid Nodules Appearing after Radiation (Biópsia por agulha no diagnóstico de nódulos da tiroide que aparecem após a radiação). New England Journal of Medicine, 301(18), 997-999.

7. De Micco C. Citologia da tiroide: revisão e perspectivas. Ann Endocrinol (Paris) 1993; 54: 258-263.

8. Lowhagen T., Grangberg PO., Lundell G. et al. Citologia de biopsia por aspiração (ABC) em nódulos da glândula tiroide suspeitos de serem malignos. Surg Clin North Am 1979; 59: 3-18.

9. Popoveniuc G, Jonklaas J. Nódulos da tiroide. Med Clin North Am. 2012 Mar; 96(2): 329-49.

10. Pitman M B, Abele J, Ali S Z, Duick D, Elsheikh T M, Jeffrey R B, et al. Técnica para FNA da tiroide: uma sinopse da Conferência sobre o Estado da Ciência da Aspiração com Agulha Fina da Tiroide do Instituto Nacional do Cancro. Diagn Cytopathol, 2008, 36(6): p. 407-24.

11. Zajdela A, Zillhardt P, e Voillemot N. Cytological diagnosis by fine needle sampling without aspiration. Cancer, 1987, 59(6): p. 1201-5.

12. Cochand-Priollet B, Vielh P, Royer B, Belleannée G, Collet J F, Goubin-Versini, et al [Citopatologia da tiroide: Sistema Bethesda 2010]. Ann Pathol, 2012, 32(3): p. 177-83.

13. Wémeau J-L. Doenças da tiroide. 2010. Elsevier Masson.

14. Cibas E S, Alexander E K, Benson C B, de Agustin P P, Doherty G M, Faquin W C, et al. Indicações para FNA da tiroide e requisitos pré-FNA: uma sinopse da Conferência sobre o Estado da Ciência da Aspiração com Agulha Fina da Tiroide do Instituto Nacional do Cancro. Diagn Cytopathol, 2008,36(6):

p. 390-9.

15. Lyle MA, Dean DS: Biópsia aspirativa por agulha fina guiada por ultrassom de nódulos da tiroide em pacientes que tomam novos anticoagulantes orais. Tiroide 2015; 25: 373-6.

16. CARUSO D, MAZZAFERRI E. Fine needle aspiration biopsy in the management of thyroid nodules. Endocrinologist 1991; 1: 194-199].

17. Poulet, G., Massias, J., & Taly, V. (2019). Biópsia líquida: conceitos gerais. Ata Cytologica, 1-7.

18. Gharib H, Papini E, Garber J R, Duick D S, Harrel R M, Hegedus L, et al. Associação Americana de Endocrinologistas Clínicos, Colégio Americano de Endocrinologia e Associação Médica de Endocrinologia - Diretrizes Médicas para a Prática Clínica para o Diagnóstico e Tratamento de Nódulos da Tiroide - Atualização de 2016. Endocrine Practice, 2016, 22(suplemento 1): p. 1-60.

19. Haugen B R, Alexander E K, Bible K C, Doherty G M, Mandel S J, Nikiforov Y E, et al. 2015 American Thyroid Association Management Guidelines for Adult Patients with Thyroid Nodules and Differentiated Thyroid Cancer: Força-tarefa de diretrizes da Associação Americana de Tireoide sobre nódulos tireoidianos e câncer diferenciado de tireoide. Tireoide, 2016, 26(1): p. 1-133.

20. Paschke R, Cantara S, Crescenzi A, Jarzab B, Musholt T J, and Sobrinho Simoes M. European Thyroid Association Guidelines regarding Thyroid Nodule Molecular Fine-Eur Thyroid J, 2017, 6(3): p. 115-129.

21. Russ G, Bonnema S J, Erdogan M F, Durante C, Ngu R e Leenhardt L. Diretrizes da Associação Europeia da Tiroide para a Estratificação do Risco de Malignidade por Ultra-sons de Nódulos da Tiroide em Adultos: O EU-TIRADS. Eur Thyroid J, 2017, 6(5): p. 225-237.

22. Nakamura, H. et al. Is an Increase in Thyroid Nodule Volume a Risk Fator for Malignancy? Thyroid 25, 804-811, doi:10.1089/ thy.2014.0567 (2015).

23. Akhtar, S. & Awan, M. S. Role of fine needle aspiration and frozen section in determining the extent of thyroidectomy. European archives of oto-rhino-laryngology: official journal of the European Federation of Oto-Rhino-Laryngological Societies 264, 1075-1079, doi:10.1007/s00405-007-0302-4 (2007).

24. Erkinuresin, T., & Demirci, H. (2019). Precisão diagnóstica da citologia aspirativa por agulha fina de nódulos da tiroide. Diagnóstico, 0(0).

25. Feldkamp, J., Führer, D., Luster, M., Musholt, T. J., Spitzweg, C., & Schott, M. (2016). Aspiração por agulha fina na investigação de nódulos da tiroide. Deutsches Aerzteblatt Online.

26. Schmidkonz, C., Horstrup, K., Weppler, M., Kuwert, T., & Cordes, M. (2018). Biópsias por aspiração com agulha fina de nódulos da tiroide. Nuklearmedizin, 57(06), 211-215.
27. Gharib H, Goellner JR, Johnson DA. Citologia aspirativa por agulha fina da tiroide: uma experiência de 12 anos com 11.000 biópsias. Clin Lab Med. 1993;13:699-709.

28. LAYFIELD L, LONES M. Necrose em nódulos da tiroide após biopsia por aspiração com agulha fina. Relato de dois casos. Ata cytol 1991; 35: 427-430.
29. Ito Y, Tomoda C, Uruno T, et al: Implantação de um trajeto de agulha no carcinoma papilar da tiroide após uma biopsia por aspiração com agulha fina. World J Surg 2005; 29: 1544-9.
30. Cannoni M, Demard F, Bourdinière A, et al. Biópsia extemporânea e suas consequências. In: Les nodules thyroïdiens, du diagnostic à la chirurgie. Relatório da Sociedade Francesa de ORL e de Patologia Cérvico-Facial. Edição Arnette (Paris); 1995, 205-11.
31. Garrel R, Périé S. Epidemiologia das patologias da tiroide. In: Pathologies chirurgicales de la glande thyroïde. Rapport Soc. Française d'ORL et de chirurgie de la face et du cou. SFORL Edition (Paris); 2012, 61-74.
32. Chan JKC. Tumores das glândulas tiroide e paratiroide. In: Fletcher 3rd CHDM, editor. Diagnostic histopathology oftumors. 2 Churchill: Livingstone Elsevier; 2007. p. 997-1079.
33. Alexander EK. Abordagem do doente com um nódulo da tiroide citologicamente indeterminado. J Clin Endocrinol Metab 2008; 93: 4175-82.
34. Bair ND, Hahn PF, Gervais DA, et al. Biópsia por aspiração com agulha fina de nódulos da tiroide: experiência numa coorte de 944 pacientes. AJR Am J Roentgenol 2009; 193: 1175-9.
35. Seningen JL, Nassar A, Henry MR. Correlação da citologia aspirativa por agulha fina de nódulos da tiroide com a histologia correspondente na Clínica Mayo, 2001-2007: uma experiência institucional de 1945 casos. Diagn Cytopathol 2012; 40(suppl. 1): E27-32.
36. Ali SZ, Cibas ES 2009 O Sistema de Bethesda para a elaboração de relatórios de citopatologia da tiroide: Definições, Critérios e Notas Explicativas. Springer, Nova Iorque, NY.
37. Cibas ES, Ali SZ 2009 The Bethesda System for Reporting Thyroid Cytopathology (O sistema Bethesda para a notificação de citopatologia da tiroide). Tiroide 19:1159-1165.
38. Haugen BR, Alexander EK, Bible KC, Doherty GM, Mandel J, Nikiforov YE, Pacini F, Randolph GW, Sawka AM, Schlumberger M, Schuff KG,

Sherman SI, Sosa JA, Steward DL, Tuttle RM, Wartofsky L 2016 2015 Diretrizes de gerenciamento da American Thyroid Association para pacientes adultos com nódulos de tireoide e câncer de tireoide diferenciado: a Força-Tarefa de Diretrizes da American Thyroid Association sobre Nódulos de Tireoide e Câncer de Tireoide Diferenciado. Tiroide 26:1-133.

39. Renshaw AA 2012 Acompanhamento histológico de aspirações com agulha fina não diagnósticas da tiroide: implicações para os critérios de adequação. Diagn Cytopathol 40: E13-15.

40. Vivero M, Renshaw AA, Krane JF 2017 Critérios de adequação para a PAAF da tiroide avaliada apenas por lâminas ThinPrep. Cancro 125:534-543.

41. Cochand-Priollet B e Vielh P. Edição especial "Cytopathology". Ann Pathol, 2012, 36(6): p. el-2, 387-8.

42. Cochand-Priollet B, Vielh P, Royer B, Belleannée G, Collet J-F, Goubin-Versini I, et al. Citopatologia da tiroide: o sistema Bethesda 2010. Annales de Pathologie, 2012, 32(3): p. 177-183.

43. Renshaw AA 2002 "Histiocytoid" cells in fine-needle aspirations of papillary carcinoma of the thyroid: frequency and significance of an under- recognized cytologic pattern. Cancro 96:240-243.

44. Yang GC, Stern CM, Messina AV 2010 O carcinoma papilar cístico da tiroide em aspiração com agulha fina pode representar um subconjunto da variante encapsulada na classificação da OMS. Diagn Cytopathol 38:721-726.

45. Kelman AS, Rathan A, Leibowitz J, Burstein DE, Haber RS 2001 Thyroid cytology and the risk of malignancy in thyroid nodules: importance of nuclear atypia in indeterminate specimens. Tiroide 11:271-277.

46. Yang J, Schnadig V, Logrono R, Wasserman PG 2007 Aspiração com agulha fina de nódulos da tiroide: um estudo de 4703 pacientes com correlações histológicas e clínicas. Cancro 111:306-315.

47. Ali S, Cibas E 2018 O Sistema de Bethesda para a elaboração de relatórios de citopatologia da tiroide: Definições, critérios e notas explicativas. Segunda edição. Springer, Nova Iorque, NY.

48. Faquin WC, Wong LQ, Afrogheh AH, Ali SZ, Bishop JA, Bongiovanni M, Pusztaszeri MP, VandenBussche CJ, Gourmaud J, Vaickus LJ, Baloch ZW 2016 Impacto da reclassificação da variante folicular não invasiva do carcinoma papilar da tiroide no risco de malignidade no Sistema Bethesda para a notificação de citopatologia da tiroide. Cancer Cytopathol 124:181-187.

49. Strickland KC, Howitt BE, Marqusee E, Alexander EK, Cibas ES, Krane JF, Barletta JA 2015 O impacto da variante folicular não invasiva do carcinoma papilar da tiroide nas taxas de malignidade para categorias de diagnóstico de

aspiração com agulha fina. Tiroide 25:987-992.

50. Krane JF, Alexander EK, Cibas ES, Barletta JA 2016 A aceitar o NIFTP: uma abordagem provisória para os citologistas. Cancer Cytopathol 124:767-772.

51. Pusztaszeri M, Rossi ED, Auger M, Baloch Z, Bishop J, Bongiovanni M, Chandra A, Cochand-Priollet B, Fadda G, Hirokawa M, Hong S, Kakudo K, Krane JF, Nayar R, Parangi S, Schmitt F, Faquin WC 2016 The Bethesda System for Reporting Thyroid Cytopathology: proposed modifications and updates for the second edition from an international panel. Ata Cytol 60:399-405.

52. Sohn YM, Kim MJ, Kim EK, Kwak JY. Desempenho de diagnóstico do valor de tiroglobulina na gama indeterminada em líquido de lavagem de aspiração com agulha fina de nódulos linfáticos de cancro da tiroide. Yonsei medical journal. 2012; 53(1):126-31. doi: 10.3349/ymj.2012.53.1.126 PMID: 22187242; PubMed Central PMCID: PMC3250316.

53. Thomas, C. M., Asa, S. L., Ezzat, S., Sawka, A. M., & Goldstein, D. (2019). Diagnóstico e caraterísticas patológicas do carcinoma medular da tireoide - revisão das diretrizes atuais. Current Oncology, 26(5).

54. De Micco C., Zoro P., Henry JF. Marcadores de malignidade na citofunção de nódulos da tiroide. Ann Pathol 1994; 14: 378-383.

55. Flament JB, Delisle MJ, Pluot M. Gestão do nódulo tiroideu isolado: avaliação citológica. Acordos e controvérsias. Ann Endocrinol (Paris) 1993; 54: 264-268.

56. Franc B, Allery Y., Hejblum G. Cytopuncture of thyroid tumours. Rev Prat 1996; 46: 2315-2320.

57. Najafian, A., Noureldine, S., Azar, F., Atallah, C., Trinh, G., Schneider, E. B. Zeiger, M. A. (2017). RASMutations, eRET/PTCePAX8/PPAR-gammaChromosomal Rearranjos também são prevalentes em lesões benignas da tireoide: Implications Thereof and A Systematic Review. Thyroid, 27(1), 39-48.

58. Fonesca E., Eloy C., Sobrinho-Simoes M. Tumores vesiculares bem diferenciados: novos conceitos moleculares? Novos critérios de diagnóstico? Bulletin de la Division Française de l'AIP 2007; 45: 20-24.

59. Sobrinho-Simoes M., Preto A., Rocha AS. Patologia molecular do carcinoma bem diferenciado da tiroide. Virchows Arch 2005; 447: 787_93.

60. Khan, M. S., Qadri, Q., Makhdoomi, M. J., Wani, M. A., Malik, A. A., Niyaz, M.,Mudassar, S. (2018). Rearranjos do gene RET / PTC na carcinogênese da tireoide: Avaliação e correlações clínico-patológicas. Pesquisa em Patologia e Oncologia.

61. Rocha AS., Soares P., Seruca R. et al. Anomalias do complexo de adesão E-caderina / catenina no carcinoma papilar da tiroide clássico e na sua variante esclerosante difusa. J Pathol 2001; 194: 358-366.
62. Zhu X, Wang X, Gong Y, Deng J. E-caderina na transição epitelial-mesenquimal no cancro da tiroide. Cancer Cell Int. 2021 Dec 20;21(1):695.
63. Zhu Z., Ghandi M., Nikiforova MN., Fisher AH., Nikiforov YE. Perfil molecular e caraterísticas clínico-patológicas da variante folicular do carcinoma papilar da tiroide. Uma prevalência geralmente elevada de mutações ras. Am J Clin Pathol 2003; 120: 71-77.
64. Lectère J., Orgiazzi J., Rousset B., Schlienger JL., Wemeau JL. In: La thyroïde, Ed. Elsevier 2001, 2ª Edição.

65. Cochand-Priollet B., Pratt JJ., Polivka M. et al. Aspiração com agulha fina da tiroide: as caraterísticas morfológicas em preparações de lâminas finas. Oitenta casos com controlo histológico. Cytopathology 2003; 14: 343-349.
66. Mahajan S, Rajwanshi A, Srinivasan R, Radotra BD, Panda N. Deverá a citologia em meio líquido (LBC) ser aplicada a amostras de citologia aspirativa por agulha fina da tiroide? Comparative Analysis of Conventional and LBC Smears (Análise comparativa de esfregaços convencionais e de LBC). J Cytol. 2021 Out-Dez;38(4):198-202.
67. Ben Abdelkrim S, Rammel S, Ben yacoub Abid L, Abdelkefi M, Ben Ali M, e Mokni M. L'examen extemporané en pathologie thyroïdienne: interet et limites. Journal Africain du Cancer / African Journal of cancer, 2012, 4 (3): p. 171-175.
68. StanCiu-PoP C, PoP F C, thiry a, SCagnol i, Maweja S, haMmoir e, et al. Interesses e limitações do exame extemporâneo em patologia da tiroide revisão sistemática da literatura e avaliação baseada em evidências. Rev Med Liège 2015, 70 (12): p. 683-643.
69. Wei S. Tumores oncocíticos (células de Hürthle). Sítio Web PathologyOutlines.com. https://www.pathologyoutlines.com/topic/thyroidhurthle.html.
70. Esserman LJ, Thompson IM, Reid B, et al. Abordar o sobrediagnóstico e o sobretratamento do cancro: uma receita para a mudança. Lancet Oncol 2014;15: e234-42.
71. Baloch ZW, Shafique K, Flanagan M, et al. Variantes clássicas e foliculares encapsuladas do carcinoma papilar da tiroide: estudo clinicopatológico comparativo. Endocr Pract 2010;16:952-9.
72. Nikiforov YE, Seethala RR, Tallini G, et al. Revisão da Nomenclatura para a Variante Folicular Encapsulada do Carcinoma Papilar da Tiroide: Uma

Mudança de Paradigma para Reduzir o Tratamento Excessivo de Tumores Indolentes. JAMA Oncol 2016;2:1023-9.
73. Nikiforov YE, Baloch ZW, Hodak SP, et al. Mudança nos critérios de diagnóstico para neoplasia folicular não invasiva da tiroide com caraterísticas nucleares papilares. JAMA Oncol 2018;4:1125-6.
74. Cho U, Mete O, Kim MH, et al. Correlações moleculares e taxa de metástases nos gânglios linfáticos da neoplasia folicular da tiroide não invasiva com caraterísticas nucleares do tipo papilar e do carcinoma papilar da tiroide variante folicular invasiva: o impacto de critérios rígidos para distinguir a neoplasia folicular da tiroide não invasiva com caraterísticas nucleares do tipo papilar. Mod Pathol 2017; 30:810-25.
75. Kim TH, Lee M, Kwon AY, et al. Genotipagem molecular da variante folicular encapsulada não invasiva do carcinoma papilar da tiroide. Histopatologia 2018;72:648-61.

76. Xu B, Tallini G, Scognamiglio T, et al. Resultado da grande neoplasia folicular da tiroide não invasiva com caraterísticas nucleares do tipo papilar. Tiroide 2017;27:512-7.
77. Haugen BR, Sawka AM, Alexander EK, et al. American Thyroid Association Guidelines on the Management of Thyroid Nodules and Differentiated Thyroid Cancer Task Force Review and Recommendation on the Proposed Renaming of Encapsulated Follicular Variant Papillary Thyroid Carcinoma Without Invasion to Noninvasive Follicular Thyroid Neoplasm with Papillary-Like Nuclear Features. Tiroide 2017;27:481-3.
78. Andrey Bychkov. Carcinoma papilar [citado 2018-02-15]; Disponível em: http://www.pathologyoutlines.com/imgau/thyroidbychkov11.JPG.
79. Kondo T, Nakazawa T, Murata S, e Katoh R. Stromal elastosis in papillary thyroid carcinomas. Hum Pathol, 2005, 36(5): p. 474_9.
80. Badawy M and Wafaey F. Follicular carcinoma [cited 2018-02-02]; disponível em:
http://www.pathologyoutlines.com/imgau/thyroidfollicularPathout01.jpg
81. Andrey Bychkov. Follicular carcinoma. 2017 [citado 2018-02-15]; Disponível em: http://www.pathologyoutlines.com/imgau/thyroidbychkov5.JPG
82. Erickson L A. Atlas de Patologia Endócrina 2014. Springer Science & Business Media.
83. Lew J I, Snyder R A, Sanchez Y M, e Solorzano C C. Aspiração com agulha fina da tiroide: correlação com a histopatologia final numa série cirúrgica de 797 pacientes. J Am Coll Surg, 2011,213(1): p. 188-94; discussão 194-5.
84. Gharib H, Papini E, Garber JR, Duick DS, Harrell RM, Hegedus L, Paschke

R, Valcavi R, Vitti P 2016 AMERICAN ASSOCIATION OF CLINICAL ENDOCRINOLOGISTS, AMERICAN COLLEGE OF ENDOCRINOLOGY, AND ASSOCIAZIONE MEDICI ENDOCRINOLOGI MEDICAL GUIDELINES FOR CLINICAL PRACTICE FOR THE DIAGNOSIS AND MANAGEMENT OF THYROID NODULES--2016 UPDATE. Endocrine practice: official journal of the American College of Endocrinology and the American Association of Clinical Endocrinologists. 2016; 22:622-639.

85. Haugen BR, Alexander EK, Bible KC, Doherty GM, Mandel SJ, Nikiforov YE, Pacini F, Randolph GW, Sawka AM, Schlumberger M, Schuff KG, Sherman SI, Sosa JA, Steward DL, Tuttle RM, Wartofsky L 2016 2015 Diretrizes de gestão da Associação Americana da Tiroide para doentes adultos com nódulos da tiroide e cancro diferenciado da tiroide: O Grupo de Trabalho das Diretrizes da Associação Americana de Tiroide sobre Nódulos da Tiroide e Cancro Diferenciado da Tiroide. Tireoide: jornal oficial da Associação Americana de Tireoide 26:1-133.

86. Bongiovanni, M., Spitale, A., Faquin, W. C., Mazzucchelli, L., & Baloch, Z. W. (2012). O sistema Bethesda para relatar a citopatologia da tiroide: A Meta-Analysis. Ata Cytologica, 56(4), 333-339.

87. Bongiovanni M, Spitale A, Faquin W C, Mazzucchelli L, e Baloch Z W. O Sistema Bethesda para a Notificação de Citopatologia da Tiroide: uma meta-análise. Ata Cytol, 2012,56(4): p. 333-9.

88. Reuters, K. B., Mamone, M. C. O. C., Ikejiri, E. S., Camacho, C. P., Nakabashi, C. C. D., Janovsky, C. C. P. S., ... Biscolla, R. P. M. (2018). Classificação de Bethesda e Correlação Cito-histológica de Nódulos Tireoidianos em um Centro Brasileiro de Doenças da Tireoide. European Thyroid Journal, 7(3), 133-138.

89. Hajmanoochehri F and Rabiee E. FNAC accuracy in diagnosis of thyroid neoplasms considering all diagnostic categories of the Bethesda reporting system: A single-institute experience. Journal of Cytology / Indian Academy of Cytologists, 2015,32(4): p. 238-243.

90. Muratli A, Erdogan N, Sevim S, Unal I, Akyuz S. Eficácia diagnóstica e importância da citologia aspirativa por agulha fina dos nódulos da tiroide. J Cytol. 2014;31:73-8.

91. Anand, B., Ramdas, A., Ambroise, M. M., & Kumar, N. P. (2020). O sistema Bethesda para relatar citopatologia da tireoide: Um estudo cito-histológico. Jornal de Pesquisa da Tireoide, 2020, 1-8.

92. Seiberling KA D J a G J. Ultrasound-guided fine needle aspiration biopsy of thyroid nodules performed in the offce. Laryngoscope, 2008,118(2): p. 228-

231. 5 Ohori NP, Nikiforova MN, Schoedel KE, LeBeau SO, Hodak SP, Seethala RR, Carty SE, Ogilvie JB, Yip L, Nikiforov YE. Contribuição dos testes moleculares para a citologia aspirativa por agulha fina da tiroide de "lesão folicular de significado indeterminado/ atipia de significado indeterminado". Cancer Cytopathol. 2010; 118(1):17-23.

93. Esmaili H A e Taghipour H. Aspiração com agulha fina no diagnóstico de doenças da tiroide: An Appraisal in Our Institution (Uma avaliação em nossa instituição). ISRN Pathology, 2012,
p. 4.

94. Wong LQ, Baloch ZW. Analysis of the Bethesda system for reporting thyroid cytopathology and similar precursor thyroid cytopathology reporting schemes. Adv Anat Pathol. 2012;19:313-9.

95. Yang J, Schnadig V, Logrono R, e Wasserman P G. Aspiração com agulha fina de nódulos da tiroide: um estudo de 4703 pacientes com correlações histológicas e clínicas. Cancer, 2007,111(5): p. 306-15.

96. Ali SZ: Citopatologia da tiroide: Bethesda e mais além. Ata Cytol 2011; 55: 4-12.

97. Kim SK, Hwang TS, Yoo YB, Han HS, Kim DL, Song KH, Lim SD, Kim WS, Paik NS: Resultados cirúrgicos de nódulos da tiroide de acordo com uma diretriz de gestão baseada no estado da mutação braf(v600e). J Clin Endocrinol Metabol 2011; 96: 658-664.

98. Guo, Y. Kaminoh, T. Forward, F. L. Schwartz, e S. Jenkinson, "Aspiração por agulha fina de nódulos da tiroide utilizando o sistema bethesda para a notificação de citopatologia da tiroide: uma experiência institucional num contexto rural," International Journal of Endocrinology, vol. 2017, Artigo ID 9601735, 6 páginas, 2017.

99. S. Mondal, S. Sinha, B. Basak, D. Roy, and S. Sinha, "(e Bethesda system for reporting thyroid fine needle aspirates: a cytologic study with histologic follow-up," Journal of Cytology, vol. 30, no. 2, pp. 94-99, 2013.

100. Ali SZ, Cibas ES: O sistema Bethesda para a notificação de citopatologia da tiroide. Definições, critérios e notas explicativas. Nova Iorque, Springer, 2010.

101. Cooper DS, Doherty GM, Haugen BR, Kloos RT, Lee SL, Mandel SJ, Mazzaferri EL, McIver B, Pacini F, Schlumberger M, Sherman SI, Steward DL, Tuttle RM: Revised American Thyroid Association management guidelines for patients with thyroid nodules and differentiated thyroid cancer. Tiroide 2009; 19: 1167-1214.

102. Agcaoglu O, Aksakal N, Ozcinar B, Sarici IS, Ercan G, Kucukyilmaz M, et

al. Factores que afectam os resultados falso-negativos da biopsia aspirativa por agulha fina em nódulos da tiroide. Int J Endocrinol 2013. 2013 126084.

103. Pandey P, Dixit A, Mahajan NC. Aspiração com agulha fina da tiroide: Uma correlação cito-histológica com avaliação crítica de casos discordantes. Thyroid Res Pract. 2012;9:32-9.

104. Sinna EA, Ezzat N. Precisão do diagnóstico da citologia aspirativa por agulha fina em lesões da tiroide. J Egypt Natl Canc Inst. 2012;24:63-70.

105. Cibas E S e Ali S Z. The Bethesda System For Reporting Thyroid Cytopathology. Am J Clin Pathol, 2009,132(5): p. 658-65.

106. Park S Y, Hahn S Y, Shin J H, Ko E Y e Oh Y L. O desempenho diagnóstico da US da tireoide em cada categoria do sistema Bethesda para relatar citopatologia da tireoide. PLoS ONE, 2016,11(6).

107. Cibas ES, Ali SZ. Conferência NCI Thyroid FNA State of the Science. O sistema Bethesda para a notificação de citopatologia da tiroide. Am J Clin Pathol. 2009;132:658-65.

108. Schreiner AM, Yang GC. Os nódulos adenomatóides são a principal causa de histologia discrepante em 234 aspirados de agulha fina da tiroide reportados como neoplasia folicular. Diagn Cytopathol. 2012;40:375-9.

109. Yang J, Schnadig V, Logrono R, Wasserman PG. Aspiração com agulha fina de nódulos da tiroide: Um estudo de 4703 pacientes com correlações histológicas e clínicas. Cancer. 2007;111:306-15.

110. Ali SZ, Cibas ES: O sistema Bethesda para a notificação de citopatologia da tiroide. Definições, critérios e notas explicativas. Nova Iorque, Springer, 2010.

111. Chandanwale SS, Kumar H, Buch AC, Vimal SS, Soraisham P. Carcinoma papilar da tiroide, uma abordagem diagnóstica na aspiração por agulha fina: Revisão da literatura. Clin Cancer Investig J. 2013;2:339-43.

112. Bongiovanni, M., Spitale, A., Faquin, W. C., Mazzucchelli, L., & Baloch, Z. W. (2012). O sistema Bethesda para relatar a citopatologia da tiroide: A Meta-Analysis. Ata Cytologica, 56(4), 333-339.

113. Gharib H, Papini E, Garber JR, Duick DS, Harrell RM, Hegedüs L, Paschke R, Valcavi R, Vitti P. AACE/ACE/AME task force on thyroid nodules, American association of clinical endocrinologists, American college of endocrinology, and Associazione Medici Endocrinologi medical guidelines for clinical practice for the diagnosis and management of thyroid Nodules- 2016 update. Endocr Pract. 2016;22(5):622-39.

114. Ho AS, Sarti EE, Jain KS, Wang H, Nixon IJ, Shaha AR, Shah JP, Kraus

DH, Ghossein R, Fish SA, Wong RJ, Lin O, Morris LG. Taxa de malignidade em nódulos da tiroide classificados como Bethesda categoria III (AUS/FLUS). Thyroid. 2014;24(5): 832-9.

115. Haugen BR, Alexander EK, Bible KC, et al. 2015 American Thyroid Association Management Guidelines for Adult Patients with Thyroid Nodules and Differentiated Thyroid Cancer (Diretrizes de gestão da Associação Americana da Tiroide para doentes adultos com nódulos da tiroide e cancro diferenciado da tiroide): O Grupo de Trabalho das Diretrizes da Associação Americana de Tiroide sobre Nódulos da Tiroide e Cancro Diferenciado da Tiroide. Tireoide 2016; 26:1-133.

116. Schneider DF, Cherney Stafford LM, Brys N, et al. Aferição da extensão da tireoidectomia para nódulos tireoidianos indeterminados: uma perspetiva oncológica. Endocr Pract 2017; 23:442-50.

117. Chang HY, Lin JD, Chen JF, et al. Correlação entre a citologia aspirativa por agulha fina e as biópsias de secção congelada no diagnóstico de nódulos da tiroide. J Clin Pathol 1997;50:1005-9.

118. Kennedy JM, Robinson RA. Secções Congeladas da Tiroide em Pacientes com FNAs Pré-operatórias: Revisão do raciocínio pré-operatório dos cirurgiões, decisões intraoperatórias e resultado final. Am J Clin Pathol 2016; 145:660-5.

119. Cohen MA, Patel KR, Gromis J, et al. Avaliação retrospetiva da utilização da secção congelada para nódulos da tiroide com um diagnóstico prévio de aspiração com agulha fina de Bethesda II-VI: A experiência do Weill Cornell Medical College. World J Otorhinolaryngol Head Neck Surg 2015; 1:5-10.

120. Huber GF, Dziegielewski P, Matthews TW, et al. Intraoperative frozen-section analysis for thyroid nodules: a step toward clarity or confusion? Arch Otolaryngol Head Neck Surg 2007; 133:874-81.

121. Cotton TM, Xin J, Sandyhya J, et al. Análise de secções congeladas na era pós-Bethesda. J Surg Res 2016; 205:393-7.

122. Antic T, Taxy JB. Secção congelada da tiroide: suplementar ou desnecessária? Am J Surg Pathol 2013;37:282-6.

123. Udelsman R, Westra WH, Donovan PI, et al. Avaliação prospetiva aleatória da análise de secção congelada para neoplasias foliculares da tiroide. Ann Surg 2001; 233:716-22.

124. Carling T, Udelsman R. Neoplasias foliculares da tiroide: o que recomendar. Tiroide 2005;15:583-7.

125. Peng Y, Wang HH. A meta-analysis of comparing fineneedle aspiration and frozen section for evaluating thyroid nodules. Diagn Cytopathol 2008; 36:916-20.

126. Guevara N, Lassalle S, Benaim G, et al. Papel da análise da secção congelada na patologia nodular da tiroide. Eur Ann Otorhinolaryngol Head Neck Dis 2015; 132:67-70.

127. Haymart MR, Greenblatt DY, Elson DF, et al. O papel da secção congelada intra-operatória em caso de suspeita de cancro papilar da tiroide. Tiroide 2008; 18:419-23.

128. Godey B, Le Clech G, Inigues JP, Legall F, Beust L, Bourdiniére J. L'examen anatomo-pathologique extemporané dans la chirurgie des cancers thyroïdiens: intérêts et limites. Ann Otolaryngol Chir Cervicofac 1996; 113: 219-24.

129. Zhang L, Li W, Jin M.- O valor do exame de secção congelada na cirurgia da tiroide. Lin Chung Er Bi Yan Hou Tou Jing Wai Ke Za Zhi, 2007, 21, 299-301.

130. Cerovix S, Ignjatovic M, Brajuskovic G, et al - O valor do diagnóstico intra-operatório na cirurgia da tiroide. Arch Oncol, 2004, 12, 48.

131. Mekni A, Limaiem F, Cherif K, et al - Valor da análise intra-operatória da secção congelada na cirurgia da tiroide. Presse Med, 2008, 37, 949-955.

132. Chao TC, Lin JD, Chao HH, et al - Tratamento cirúrgico de nódulos solitários da tiroide através de biopsia aspirativa por agulha fina e análise de secção congelada. Ann Surg Oncol, 2007, 14, 712-718.

APÊNDICES

Apêndice I: Classificação UE-TIRADS (2017) [21]

Category	US features	Malignancy risk, %
EU-TIRADS 1: normal	No nodules	None
EU-TIRADS 2: benign	Pure cyst Entirely spongiform	≅0
EU-TIRADS 3: low risk	Ovoid, smooth isoechoic/hyperechoic No features of high suspicion	2–4
EU-TIRADS 4: intermediate risk	Ovoid, smooth, mildly hypoechoic No features of high suspicion	6–17
EU-TIRADS 5: high risk	At least 1 of the following features of high suspicion: – Irregular shape – Irregular margins – Microcalcifications – Marked hypoechogenicity (and solid)	26–87

EU-TIRADS, European Thyroid Imaging Reporting and Data System; US, ultrasound.

Apêndice II: Classificação de Bethesda (2017) [47]

Catégorie	Description et traitement	Risque de malignité
Bethesda I <10% des cas	• Biopsie non diagnostic ou non satisfaisant: échantillon inadéquat avec un nombre insuffisant de cellules folliculaires. • Répéter la ponction à l'aiguille fine (PAF) écho-guidée	-
Bethesda II 65%	• Bénin, compatible avec un adenome folliculaire: Tissu thyroïdien normal présentant des nodules de goitres adénomateux ou multinodulaires • Pas d'investigation ultérieure neccessaire si le nodule reste stable. Par contre une croissance de plus de 50% du volume des nodules ou de 20% dans au moins deux dimensions des nodules est considérée comme cliniquement significative et dans ce cas il faut refaire la ponction à l'aiguille fine ou des échographies en séries. En cas de suspicion de malignité il faut procéder à une chirurgie diagnostique.[5][6][7]	0-3%
Bethesda III 10%	• Atypie ou lésions folliculaire de signification indéterminée: les lésions ne sont pas bénignes de manière convaincante • Refaire la PAF dans trois à six mois ou operer selon la situation clinique	5-15%
Bethesda IV	• Néoplasie folliculaire ou suspect de néoplasie folliculaire: comprend les adénomes microfolliculaires ou cellulaires • Indication opératoire, généralement sans examen extemporané. la distinction entre adénome et carcinome est impossible à la cytologie. Pour le diagnostic final, il faut analyser en totalité la capsule du nodule à la recherche d'invasions transcapsulaire ou d'invasion vasculaire	15-30%
Bethesda V	• suspect de malignité: les lésions avec des caractéristiques de malignité qui ne sont pas définies pour le cancer de la thyroide • Opération avec examens extemporanés	60-75%
Bethesda VI	• Malin: lésions caractéristiques du cancer de la thyroide exemple pour les cancers papillaires, on a de grandes cellules avec un cytoplasme en verre dépoli, des nucléoles proéminents et des inclusions cytoplasmiques intranucléaires. Tandis que le cancer médullaire montre des cellules dispersées avec des noyaux excentriquement déplacés et un cytoplasme légèrement granulaire généralement configuré comme une larme. • Opération sans examens extemporané	97-99%

Anexo III: Classificação da OMS dos tumores malignos da tiroide 2017 [31]

WHO classification of tumours of the thyroid gland (2017)

Follicular adenoma
Hyalinizing trabecular tumour
Other encapsulated follicular-patterned thyroid tumours
    Follicular tumour of uncertain malignant potential
    Well-differentiated tumour of uncertain malignant potential
    Noninvasive follicular thyroid neoplasm with papillary-like nuclear features
Papillary thyroid carcinoma (PTC)
    Papillary carcinoma
    Follicular variant of PTC
    Encapsulated variant of PTC
    Papillary microcarcinoma
    Columnar cell variant of PTC
    Oncocytic variant of PTC
Follicular thyroid carcinoma (FTC), NOS
    FTC, minimally invasive
    FTC, encapsulated angioinvasive
    FTC, widely invasive
Hürthle (oncocytic) cell tumours
    Hürthle cell adenoma
    Hürthle cell carcinoma
Poorly differentiated thyroid carcinoma
Anaplastic thyroid carcinoma
Squamous cell carcinoma
Medullary thyroid carcinoma
Mixed medullary and follicular thyroid carcinoma
Mucoepidermoid carcinoma
Sclerosing mucoepidermoid carcinoma with eosinophilia
Mucinous carcinoma
Ectopic thymoma
Spindle epithelial tumour with thymus-like differentiation
Intrathyroid thymic carcinoma

Paraganglioma and mesenchymal/stromal tumours
    Paraganglioma
    Peripheral nerve sheath tumours (PNSTs)
        Schwannoma
        Malignant PNST
    Benign vascular tumours
        Haemangioma
        Cavernous haemangioma
        Lymphangioma
    Angiosarcoma
    Smooth muscle tumours
        Leiomyoma
        Leiomyosarcoma
    Solitary fibrous tumour
Hematolymphoid tumours
    Langerhans cell histiocytosis
    Rosai-Dorfman disease
    Follicular dendritic cell sarcoma
    Primary thyroid lymphoma
Germ cell tumours
    Benign teratoma
    Immature teratoma
    Malignant teratoma
Secondary tumours

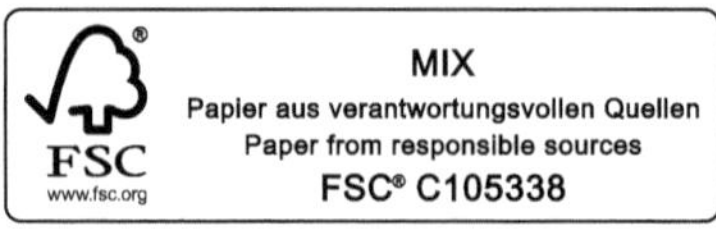

Printed by Books on Demand GmbH, Norderstedt / Germany